BIBLIOTHÈQUE MÉDICALE

FONDÉE PAR MM.

J.-M. CHARCOT   G.-M. DEBOVE

ET DIRIGÉE PAR M.

G.-M. DEBOVE

Membre de l'Académie de médecine
Professeur à la Faculté de médecine de Paris
Médecin de l'hôpital Andral.

LES
ANGIOMES

PAR

PL. MAUCLAIRE | **R. DE BOVIS**

Ancien Interne, Lauréat des Hôpitaux | Ancien Interne des Hôpitaux de Lyon
Prosecteur à la Faculté de médecine | Aide-major de 1re classe

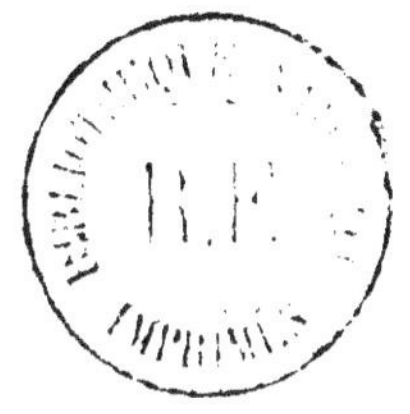

PARIS

RIEFF ET C⁰, ÉDITEURS

106, BOULEVARD SAINT-GERMAIN, 106

1896

LES ANGIOMES

PREMIÈRE PARTIE

CHAPITRE PREMIER

INTRODUCTION. — DÉFINITION. — SYNONYMIE

La dilatation des vaisseaux des systèmes circulatoires sanguin et lymphatique produit tantôt un
lymphangiome kystique chez un nouveau-né ou un
adéno-lymphocèle chez un adulte; tantôt une va-
rice congénitale ou une de ces tumeurs communi-
quantes de la voûte du crâne, si bien décrites par le
professeur Lannelongue ; tantôt un angiome simple
ou caverneux ou un angiome cirsoïde.

Dans ces différentes altérations, il y a soit dilatation simple de vaisseaux préexistants, soit production de vaisseaux nouveaux.

Dans le système excrétoire des glandes la dilatation donne lieu à des kystes glandulaires ; parfois
il y aurait production de canalicules nouveaux avec
sclérose ou atrophie des conduits dans certains cas.

C'est donc une loi générale pour tout appareil de

circulation de l'organisme soit de se dilater sous des influences encore mal connues, soit de multiplier ses conduits dans un degré d'altération plus avancé.

Les angiomes, maladie vasculaire, comme l'indique leur nom, occupent en pathologie générale une place pour ainsi dire conventionnelle. Les anciens auteurs, réduits à des hypothèses sur leur véritable nature, n'avaient en vue que leurs caractères cliniques et les avaient placés dans le groupe, alors si vaste, des tumeurs. Mais, de nos jours, le mot tumeur a pris, en anatomie pathologique, une acception tout autre et beaucoup plus restreinte que celle qu'il garde encore en clinique : il est devenu synonyme de néoplasie. Or, les angiomes sont-ils des néoplasmes? Plusieurs auteurs, Weber et Porta, entre autres, ont tenté pour eux cette démonstration. Elle ne fut jamais acceptée comme probante, mais seulement comme probable. Cependant, leur isolement relatif au sein des tissus, leur persistance et souvent leur accroissement, les rapprochaient des tumeurs; et bien que ces caractères eux-mêmes ne soient pas constants, ils le sont assez pour légitimer leur assimilation et la désinence spéciale du nom que leur a imposé Virchow. L'usage ancien a donc en partie triomphé, et c'est sous forme d'appendice au chapitre des néoplasies qu'on trouve aujourd'hui leur description [1], sous le nom de « pseudoplasmes » (Schuh) ou de « paraplasmes » (Pierre Delbet) [2].

---

1. *Traité de chirurgie de* DUPLAY et RECLUS, article de M. Quénu.
2. *Traité de chirurgie clinique et opératoire*, I.

Définition. — Nous dirons donc que *les angiomes sont des productions accidentelles, primitives, constituées principalement par la dilatation et la multiplicité des vaisseaux qui transmettent le sang des artères aux veines.*

Cette définition est à peu près celle de P. Broca [1]. Nous nous sommes contentés d'ajouter le mot *primitives* et de changer celui de « multiplication » par celui de « multiplicité ».

Notre première modification a pour but de séparer l'angiome, formation essentielle, active, des états angiectasiques, d'origine et de nature secondaire. Par la seconde, nous laissons en suspens la question discutée du processus néoformateur au sein de l'angiome.

Synonymie. — Elle est d'une richesse extraordinaire. Elle nous avertit des variations des idées sur leur pathogénie, de la diversité de leurs types, de la complexité de leurs lésions. Plusieurs synonymes servent encore de nos jours à désigner certaines variétés. C'est sous le nom de nævus (nativus) qu'ils sont le plus anciennement connus. Les idées courantes sur leur origine leur valurent quelques qualificatifs, nævi materni, nævi utérins. A. Paré, le père de la chirurgie française, les a décrits sous leur nom populaire de seing (signe). En langage courant on les appelle encore : taches de feu, taches de vin, envies. Leur étude scientifique leur a valu une synonymie plus riche encore : loupes variqueuses (J. L. Petit), anévrismes par anastomoses (J. Bell), tumeurs

---

1. *Traité des tumeurs*, II, p. 162.

érectiles (Dupuytren), hématoconcus et ecchymome
(Alibert), tumeurs spongieuses et caverneuses
(Boyer), angiectasies (Grœfe, puis Porta), télangiectasies (Ph. von Whalter, Schuh), angionomes (J.
Hughes Bermett, puis Follin), tumeurs vaso-capil-
laires (Gerdy), angiomes (Virchow), etc... C'est ce
dernier terme qui a prévalu. Il indique, en effet, la
nature de la lésion et son apparence, sinon sa nature,
néoplasique. Mais il n'a pas rendu inutile la vaste
synonymie que nous venons d'énumérer. Plusieurs
fois, on y a recours pour qualifier une quelconque de
ses nombreuses variétés.

CHAPITRE II

HISTORIQUE

Sommaire. — Ignorance absolue des premiers auteurs sur la nature de l'angiome. — **Période ancienne** : période de recherches cliniques et macroscopiques ; travaux de J.-L. Petit, Boyer, Dupuytren, Roux, Cruveilhier, en France ; Plenck, Græfe, Ph. von Whalter, en Allemagne ; J. Bell, Abernethy, Wardrop, Hogdson, en Angleterre. — **Période moderne** : période histologique ; études microscopiques de Robin, Lebert Esmarck, Virchow ; Laboulbène, Porta, P. Broca, résument et complètent les travaux antérieurs. — **Période contemporaine** : chirurgicale, avant tout, grâce à l'antisepsie ; transformation des procédés opératoires, méthodes nouvelles (Ciniselli, Borkel. Études complémentaires et notions nouvelles (Trélat, Ch. Monod, Lannelongue, Duzéa, Duplay, Panas, J. Reboul).

Connus de tous temps, en raison de leur fréquence et de l'extériorité de beaucoup d'entre eux, les angiomes n'entrent vraiment dans la science qu'avec J.-L. Petit. N'oublions pas cependant qu'A. Paré et Fabrice de Hilden nous ont laissé, au point de vue thérapeutique, de sages conseils et d'utiles méthodes, que nous retrouverons à propos du traitement. Mais la véritable nature de l'angiome était absolument méconnue.

Période ancienne. — Elle va de la fin du dernier siècle, au milieu du nôtre. L'étude clinique et macroscopique de l'angiome fut la seule base des travaux de cette époque. Elle n'en fut pas moins féconde en résultats, grâce à la sagacité si grande des observateurs de cette époque. Le premier, J.-L. Petit, eut le mérite de démontrer la nature vasculaire des tumeurs qui nous occupent et leur appliqua le nom de « loupes variqueuses »[1]. Vers la même époque, Plenck[2], en Allemagne, signalait le « nævus cavernosus », autre type d'angiome. Les dernières années du XVIIIe siècle et le commencement du XIXe voient faire de grands progrès à l'étude des maladies vasculaires en général et de l'angiome en particulier. J. Bell[3], Abernethy[4], Wardrop[5], Hogdson[6], en Angleterre, Græfe[7], Philippe von Whalter[8], en Allemagne, méritent à ce point de vue une mention spéciale.

Cependant, l'angiome avait peine à dégager son individualité ; le nom d'anévrisme par anastomoses, que lui avait donné J. Bell, trompa ses successeurs, malgré l'exactitude de sa description. On le confon-

---

1. Œuvres complètes, édit. Pigné, Paris 1837, p. 442. La description des loupes variqueuses fait partie des œuvres posthumes qui ne furent publiées pour la première fois qu'en 1774.

2. *De morbis cutaneis*, Wien. 1776, p. 35 ; cité par Virchow, *Pathologie des tumeurs*, trad. Aronssohn, 1876, IV, p. 5.

3. *The principles of surgery*, London, 1826. La première édition est de 1796.

4. *Surg. observations on tumors*, II, 1800.

5. *Med. chir. transact.*, IX, 1818.

6. *Maladie des artères et des veines*, trad. Breschet, Paris 1819, II.

7. *Angiektasie*, Leipsig, 1808.

8. *Journal de chirurgie*, Berlin, 1823. Bd V, p. 231.

dit, d'une part, avec les varices artérielles, et, d'autre part, avec les télangiectasies diverses réunies sous le nom de fungus hématode. Breschet[1], Maunoir[2] (de Genève) essayèrent en vain de débrouiller ce chaos. Ce fut Boyer[3] qui eut le mérite de montrer que le fungus hématode relevait beaucoup plus souvent du cancer que de l'angiome; mais la distinction qu'il formulait était si peu dans l'esprit de l'époque qu'il cite lui-même, au nombre des tumeurs fongueuses sanguines acquises, des exemple très probables de cancer. Les travaux cliniques de Dupuytren eurent des résultats meilleurs encore, en caractérisant nettement le type des nævi vasculaires. Malheureusement, sa description n'est exacte que pour quelques-uns d'entre eux ; il eut le tort de vouloir la généraliser en les comprenant tous dans ses tumeurs érectiles.

Les travaux anatomiques ou cliniques de Rayer, Andral, Cruveilhier, Roux, Bérard, Gerdy confirment et étendent les notions acquises en démontrant la part indiscutable du réseau vasculaire périphérique dans ces productions. Aussi, l'histologie à son avènement trouve le terrain presque tout déblayé.

Période moderne. — L'histologie ouvre une ère nouvelle d'études qui vont asseoir sur des bases inébranlables, la pathologie de l'angiome. Avec Robin, Esmarch, Lebert, Virchow, l'observation attentive et minutieuse de l'angiome, depuis le simple nævus

1. *Répertoire général d'anat. et de physiol. path.*, etc., Paris, 1825, II.
2. *Mémoire sur les fongus hématode*, Paris et Genève. 1830.
3. *Traité des maladies chirurgic.*, Paris, 1814, II, p. 261.

jusqu'aux tumeurs érectiles ou caverneuses les plus compliquées achève de constituer l'individualité et l'unité de cette grande famille de pseudoplasmes. C'est l'époque des monographies, restées classiques, de Laboulbène[1], Porta[2], P. Broca[3], et surtout Virchow, qui a réuni, en 1876, tous ces travaux antérieurs dans une magnifique leçon[4].

Période contemporaine. — Le vaste mouvement scientifique, que nous venons d'esquisser, n'avait pas été stérile. Bien au contraire : ils sont innombrables les procédés thérapeutiques qui virent le jour durant cette longue période d'études, depuis la ligature simple d'A. Paré, jusqu'à l'écrasement linéaire de Chassaignac. Nous aurons à les énumérer plus loin, en parlant du traitement.

Mais la grande révolution chirurgicale, due à l'avènement de l'antisepsie, est venue totalement bouleverser indications, méthodes et techniques opératoires. La crainte de l'hémorragie et des accidents infectieux, causés par l'instrument tranchant, s'est dissipée avec l'emploi de la forcipressure et du pansement de Lister. Le bistouri a donc pris la place des procédés bien ingénieux, mais timorés, de la chirurgie d'antan.

C'est à ce moment que surgit une nouvelle méthode : la méthode électrique. Utilisée tour à tour dans un but électrolytique (Ciniselli) ou caustique (Bœ-

---

1. Th. Paris, 1854. Étude sur le nævus.
2. *Dell'Angiectasia*, Milano, 1861.
3 *Traité des tumeurs*, tome II.
4. *Pathologie des tumeurs*, trad. Aronsshon, Paris, 1876, tome IV.

kel), elle a subi dans son emploi bien des variations.
Mais les travaux de Dujardin-Beaumetz, Duncan,
Mayor (de Lausanne), Boudet, Redard, etc., ont définitivement réglé son application à la cure des angiomes. Si la grande faveur, dont elle jouit de nos jours,
ne lui a pas conquis le premier rang, elle lui assure
en tout cas une large place dans le domaine thérapeutique.

Les succès de la chirurgie contemporaine, bien
loin de nuire aux études théoriques, n'ont fait que
les servir. Bien des points nouveaux ou obscurs ont
été mis en lumière, dans ces dernières années. Citons les travaux de Trélat sur les angiomes douloureux, de Ch. Monod sur les angiomes lipomateux, de
Duzéa, Duplay sur les troubles trophiques, de Terrier,
Nicoladoni, sur les dégénérescences cirsoïdes, de
Lannelongue, sur les angiomes craniens, de Panas,
sur les angiomes orbitaires, de P. Berger, Reclus,
Reboul, etc. Nous les retrouverons, ainsi que beaucoup d'autres, au cours de notre description. Par
cette énumération déjà longue, on peut se convain-
cre que l'ère scientifique des angiomes n'est pas
encore close.

CHAPITRE III

ÉTIOLOGIE ET CLASSIFICATIONS

Sommaire. — Influence de l'âge, du sexe, du trauma (intra et extra-utérin) des constitutions. Concomitances néoplasiques et tératologiques.

Age. — On admet, en général, que l'angiome est une affection congénitale ou tout au moins d'origine congénitale. Sur 558 enfants porteurs de nævi et âgés de moins de quinze ans, Parker[1] en a trouvé 500 ayant moins d'un an. Les chiffres de Porta[2], moins considérables, n'en sont pas moins démonstratifs ; sur 151 nævi, il en a trouvé :

65 au moment de la naissance ;

32 pendant la première année ;

44 entre un et quatorze ans ;

10 entre quartorze et quarante ans.

De singuliers débats peuvent être la conséquence de ces apparitions plus ou moins tardives. « J'ai assisté, raconte P. Broca, à une discussion entre une mère et une nourrice qui se renvoyaient récipro-

1. *Brit. med. Journal*, 1886, p. 1064.
2. *Dell'angieclasia*, p. 5 et 6.

quement la responsabilité d'un nævus vasculaire situé sur la fesse d'un nourrisson[1] ! » L'angiome est donc l'apanage de la première enfance. Il peut aussi se montrer très tard. P. Broca[2] a examiné à ce point de vue les pensionnaires de la Salpêtrière et a recueilli ainsi plusieurs faits d'angiomes tardifs. Cruveilhier[3], Middeldorpf[4], Schleich[5] ont publié des cas semblables.

Sexe. — Le sexe a une influence manifeste. Les statistiques de Porta, Bœckel, Zieclewicz[6], concordent toutes pour montrer la prédominance du sexe féminin. Billroth est le seul qui ait vu le contraire. Sur un total de 564 cas, Parker a trouvé 365 filles, soit une proportion de 61 p. 100; Zieclewicz en donne une sensiblement égale : 65,7 p. 100.

Trauma. — On voit souvent apparaître les angiomes après un trauma. Les manœuvres obstétricales, d'après Bœckel, fourniraient l'explication de la fréquence des angiomes de la tête chez le nouveau-né. Boyer raconte l'histoire d'un malheureux pèlerin, qui, tombé au pouvoir des brigands, fut roué de coups; dans la suite, paraît-il, son corps se couvrit de nævis vasculaires. Dupuytren[7], Ricci[8], Paget[9],

1. *Traité des Tumeurs*, II, p. 165.
2. *Ibid.*, p. 206
3. *Traité d'anat. path. générale*, II, p. 622.
4. *Die Galvano-Kaustik*, p. 123.
5. *Soc. des méd. de Berlin*, 18 nov. 1891, in *Mercredi médical*, 2 décembre 1891, n° 48, p. 606.
6. *Télangiectasies et tumeurs caverneuses* (en polonais), in 8°, Breslau, 1876. Analyse in *Revue de Hayem*, 1876, VII, p. 695.
7. *Leçons cliniques*, III, p. 10.
8. *Dublin quarterly journal*, novembre 1865, p. 338.
9. *Lectures on surgical pathology*, II, 1853, p. 278.

Camuset[1], le professeur Duplay[2], Bories[3], etc., ont vu des angiomes se développer sur une cicatrice ancienne ou la suite d'une contusion.

Il est possible parfois de faire remonter un angiome à un trauma intra-utérin. Un exemple fort curieux est celui que rapporte Virchow[4], d'après Arved Faxe, auteur suédois du siècle dernier (1778) : « Une femme, au cinquième mois de sa grossesse, tombe sur le ventre, contre un tronc d'arbre abattu. Elle éprouve pendant quelque temps des douleurs au bas-ventre, mais n'en accouche pas moins à terme d'une fille qui portait au front un nævus. Cette tumeur s'étend peu à peu jusqu'à l'âge de quatre ans. Au-dessous d'elle, le frontal paraissait faire complètement défaut, jusqu'à l'arcade sourcilière. »

Plus souvent encore, les mères incriminent les frayeurs, les émotions, les désirs qu'elles se rappellent avoir eu au cours de leur grossesse. Nous n'insistons pas; la théorie populaire des « envies » et trop bien connue; à ses limites, d'ailleurs, elle confine au ridicule.

Hérédité. — Elle est quelquefois mise en cause (Bouchut)[5] et le fait serait intéressant à noter, s'il était démontré. Mais les cas cités sont trop rares et la fréquence de l'angiome trop grande pour entraîner une conviction.

---

1. *Gaz. d'opthalm.*, 1er juin 1882.
2. *Arch. gén. de méd.*, 1873, XXV, p. 347.
3. *Congrès de chirurgie.* 1888, p. 595.
4. *Pathol. des tumeurs*, trad. Aronssohn, 1876, IV, p. 47.
5. *Traité des maladies des enfants*, p.956.

Constitution et états pathologiques. — L'influence des états nerveux pourrait ne pas être indifférente. Cependant nous n'en possédons pas de preuves directes; mais il serait intéressant de voir si l'on ne peut trouver mieux que ce cas de M. Vidal, où la peau du sujet, une jeune hystérique, était atteinte d'ectasies vasculaires multiples[1] et ceux de J. Israël se rapportant à deux névropathes issus de parents épileptiques.

Quelques observations semblent établir un certain lien entre l'angiome et les états hémophiliques (Verneuil[2], Wickham Legg[3], Treves[4], P. Berthod[5]). Chez deux femmes, Treves[6] et **Percy Kidd**[7] ont noté l'existence de menstrues abondantes et même bimensuelles. L'un de nous a observé des éruptions de purpura chez une malade ayant un angiome de la face.

Concomitances tératologiques ou néoplasiques. — Nous ne connaissons qu'un bien petit nombre d'exemples des premières. La présence des nœvi est vite oubliée, sans doute, devant l'importance des phénomènes tératologiques. Mais il est très possible que cette rareté soit réelle : grand nombre de monstruosités sont dues à des arrêts de développement, processus exactement inverse de

1. *Soc. méd. des hôpitaux*, 11 juin 1880 et Israel, in *Semaine médic.*, 1895, p. 290.
2. *Annales des mal. des or. et du larynx*, 1875, p. 169.
3. *Lancet*, 16 décembre 1876, II, p. 856.
4. *Trans. of the pathol. soc. of London*, 1888, p. 96.
5. *Gazette méd. de Paris*, 20 sept. 1884.
6. *Brit. med. journ.*, 17 mars 1888, I, p. 584.
7. *Transac. of the pathol. soc. of London*, 1888, p. 96.

celui qui préside à l'apparition des angiomes. La coexistence, si rare qu'elle soit, n'en mérite donc que mieux d'être signalée, et n'en a que plus de valeur. Une observation, qui nous paraît unique en son genre, est celle que rapporte le professeur Lannelongue[1] dans son mémoire sur les anomalies congénitales, elle vaut la peine d'être résumée.

Un nouveau-né de huit jours offrait un bec-de-lièvre unilatéral droit de la lèvre supérieure et ne comprenant que le tiers de la hauteur de cette lèvre. Au niveau du partage de la muqueuse, on trouvait fixée à la muqueuse et au périoste alvéolaire une tumeur rouge foncé, fluctuante, entourée ou traversée de petites varicosités veineuses. Cette petite tumeur contenait un kyste, mais semblait être le débris d'une tumeur érectile[2]. La peau qui recouvre les encéphalocèles offre assez souvent des nævi vasculaires, surtout à la région fronto-nasale ou angulaire de l'œil (Larger)[3].

J.-W. Hulke[4] a observé un angiome immense de la moitié du corps : les gros troncs artério-veineux, du côté atteint, étaient deux fois plus petits que du côté sain : l'artère et la veine fémorale étaient remplacées par une sorte de « réseau admirable ».

Citons encore une observation de Lee, relative à un angiome développé autour d'une adhérence de l'œuf avec la tête d'un fœtus de 7 mois[5]. Les inflam-

1. Cfr. *Pathogénie des angiomes des lèvres.*
2. *Arch. gén. de Méd.*, 1883, I, p. 397, obs. III.
3. *Ibid.*, 1877, I, p. 583.
4. *Lancet*, 16 décembre 1876, II, p. 857.
5. *Medico-chir. transact.*, 1889, XII, p. 300.

mations ou maladies de l'œuf pourraient donc jouer
dans la production des angiomes le même rôle que
dans celui des malformations congénitales. Dans la
relation d'un angiome de la jambe devenu pulsatile
et rameux, chez une fillette de 9 ans, Israël a noté la
présence d'une atrophie légère de la face du côté
correspondant à la lésion[1].

Nous placerions volontiers ici une observation de
Duzéa[2]. Cet auteur a trouvé chez un enfant idiot et
épileptique un nævus vasculaire, hypertrophique,
énorme de la face, du cou et de la poitrine du côté
droit. Ce fait, et ceux d'Israël sont assez instruc-
tifs; on ne peut s'empêcher, en effet, de voir dans
certains états pathologiques, tels que l'idiotie ou
l'épilepsie, des types d'affections monstrueuses,
plutôt que de désordres acquis.

Ce qui est moins rare, c'est de rencontrer chez le
même sujet d'autres lésions douées d'un caractère
authentique de congénitalité : nævi pigmentaires,
lipomes, lymphangiomes, hypertrophies, molluscum, etc. Les faits de ce genre abondent. Lanne-
-longue et Achard[3], Quénu[4], Reboul[5], en citent de
nombreux exemples. Moure (de Bordeaux) a enlevé
chez un adulte un angiome du larynx; le même sujet
portait au bout d'un doigt une petite tumeur qui
n'était autre qu'un sarcome fasciculé[6]. Nous rappor-

1. *Archiv f. Klin. chir.*, XXI, p. 109.
2. Th. de Lyon, 1886, obs. xiii, p. 79.
3. *Traité des Kystes congénitaux*, p. 323.
4. Soc. de Chirurgie, février 1890.
5. Évolution et dégénérescence des Angiomes (*Archives gén. de Médecine*), 1893, II, p. 141 et seq.
6. Soc. franç. d'Otologie et de Laryng., mai 1893.

terons plus loin un cas de nævus des deux derniers doigts avec flexion congénitale de l'articulation phalango-phalanginienne du petit doigt.

Fréquence et siège. — Les angiomes sont extrêmement communs, au moins dans leurs formes les plus simples. D'après Depaul[1] un tiers des nouveau-nés en sont affectés à leur naissance; ils présentent aussi, surtout les filles, une tache, ou nævus, située au niveau de la nuque. Est-elle d'origine traumatique et produite par le passage à travers la filière pelvienne? Nous ne saurions l'affirmer. En tout cas, ce fait viendrait à l'appui des idées de E. Bœckel sur l'origine des nævi.

Les plèvres, le testicule, le tissu cartilagineux, la moelle nerveuse sont peut-être les seuls organes qui ne présentent pas d'angiome, d'après les observations publiées jusqu'ici.

Ceux qui occupent la peau, les muqueuses des orifices naturels, le tissu cellulaire sous-cutané ou sous-muqueux constituent la très grande majorité des faits observés : 38 cas sur 53, d'après Lebert[2]; 101 sur 151, d'après Porta[3], soit une proportion respective de 70 ou 80 p. 100. Les angiomes plus profonds deviennent tout de suite fort rares. Nous ne connaissons qu'une trentaine d'observations d'angiomes musculaires. Hartman[4] signale neuf cas d'angiomes parotidiens, dont deux personnels. La présence de ces tumeurs dans de pareils tissus ou

1. Cité par LABOULBÈNE, Th. Paris, 1854, p. 31.
2. *Traité d'Anat. path. générale et spéciale;* Paris, 1857, 1, p. 208.
3. *Dell'angieetaisa,* Milano, 1861, p. 20.
4. *Revue de Chirurgie,* 1888, p. 756.

organes ne doit pas nous étonner, étant donnée leur très riche vascularisation. Léon Tripier[1] a extirpé un angiome de la couche sous-synoviale du genou. En ce qui regarde les os, on cite toujours le cas du professeur Verneuil[2] (scaphoïde); on peut y joindre une demi-douzaine d'autres, mais plusieurs sont douteux. Les angiomes du périoste ou de son voisinage immédiat sont un peu moins rares.

Si nous en exceptons ceux du foie, les angiomes viscéraux sont plus rares encore; et pourtant sur 1446 autopsies, Sangali[3] n'aurait trouvé que 12 cas d'angiomes hépatiques. Après eux viennent ceux des méninges, du péritoine, de la vessie, de la rate, du rein, du tube digestif, du cerveau, du cervelet, de l'utérus, etc. Mais on ne cite de chacun d'eux qu'un nombre très restreint d'exemples.

Classification chirurgicale. — Au point de vue chirurgical, la notion du siège est une des plus importantes: on peut donc diviser les angiomes de la façon suivante.

	superficiels	peau et muqueuses externes.
		tissu cellulaire sous-jacent.
Angiomes externes.		tissu cellulaire inter-musculaire.
		muscles.
	profonds	orbite et antre d'Hyghmore.
		périoste et os.
		tissu sous-synovial.
		glandes.
Angiomes internes ou viscéraux.		sous-séreux : méninges, péritoine, etc...
		viscéraux proprement dits : foie, rate, etc.

1. *Acad. de Méd.*, séance du 7 avril 1891.
2. Cité par LEBERT, *l. c.*, I, p. 207.
3. *Storia anat. dei Tumori*. II, p. 255.

Les angiomes externes offrent presque seuls un intérêt chirurgical. Ils siègent sur la tête, le tronc, ou les extrémités. Mais leur distribution offre une particularité déjà remarquable : les deux tiers, en moyenne, occupent la tête.

Les angiomes internes, par la profondeur de leur siège, échappent d'ordinaire à l'observation, jusqu'à ce que le bistouri ou le scalpel viennent révéler leur existance. Nous renverrons donc leur étude après celle des angiomes externes. Il n'y a guère de commun entre eux que les caractères anatomiques. Remarquons cependant, dès maintenant, que le chirurgien de nos jours ne peut plus les considérer comme de simples curiosités. Plus d'une fois, déjà, une intervention active a eu raison des désordres engendrés par eux.

Cette première division des angiomes repose uniquement sur leur siège. Bien d'autres ont été proposées ; elles s'appuient sur la clinique, l'anatomie ou la physiologie. Nous les passons momentanément sous silence ; nous les retrouverons plus tard avec l'étude de chacune de ces chapitres.

CHAPITRE IV

ANATOMIE PATHOLOGIQUE

La configuration extérieure et macroscopique
des angiomes relève surtout de la clinique. Disons
seulement que leur forme varie depuis celle d'une
simple tache jusqu'à celle de tumeurs d'une étendue
et d'un volume quelquefois considérables ; la peau
ou la muqueuse qui les recouvre laisse le plus souvent transparaître leur coloration spéciale qui peut
offrir toutes les nuances, du rose pâle au bleu
violacé.

L'incision de ces tumeurs, faite pendant la vie, laisse écouler du sang en abondance. Il en est de même sur le cadavre ; mais ici le sang est mêlé de caillots noirs, mollasses, caillots *post mortem*.

Sur une coupe, le tissu paraît donc gorgé de sang et Heusinger[1] avait quelque raison de qualifier l'angiome de « tumeur splénoïde » ; Andral[2] en faisait des rates accidentelles.

Débarrassée du sang qui l'imprègne, la coupe se présente sous deux aspects bien différents, qui peuvent néanmoins se combiner dans la même tumeur. Tantôt la surface est couverte d'un petit pointillé rouge, à peine visible à l'œil nu ; tantôt elle est aréolaire rappelant absolument l'aspect d'une éponge ; ce sont les angiomes de ce dernier type que vit surtout Dupuytren, quand il proposa le nom de tumeurs érectiles. Leur tissu, en effet, a la plus grande ressemblance avec celui des corps caverneux ; ils jouissent même d'une partie de leurs propriétés physiologiques. Le premier type, au contraire, suivant la remarque de Boyer, se rapproche davantage du tissu spongieux de l'urèthre.

C'est Virchow, un des premiers, qui a clairement démontré et nettement formulé cette distinction. Avec lui, la tumeur spongieuse est devenue *l'angiome simple* et la tumeur érectile *l'angiome caverneux*. Tout le monde admet aujourd'hui ces deux types et leur filiation. L'angiome caverneux n'est, en effet, que l'expression la plus élevée du processus pathologique

---

1. *System der histologie*, Eisenach, 1822 ; d'après Virchow, *l. c.*, p. 12.
2. *Précis d'Anat. pathol.*, Paris, 1829, II, p. 401.

marqué à son premier stade par l'angiome simple. On peut donc les considérer comme les deux degrés d'une même lésion. Il y a cependant quelques réserves à faire : l'angiome simple ne devient pas forcément caverneux et, inversement, bien que le fait soit rare, l'angiome caverneux ne dérive pas toujours, pendant la vie extra-utérine, d'un angiome simple.

I. Angiome simple. — Il peut siéger partout; cependant, on ne le remarque guère qu'au niveau de la peau et des muqueuses. Billroth[1] serait même le seul à avoir noté son existence dans les muscles (muscles peauciers de la face).

L'angiome simple ne forme généralement pas de tumeur. Il s'étend plutôt en surface et s'élève à peine ou même pas du tout au-dessus des parties environnantes. La coupe, avons-nous dit, offre une multitude de petits points rouges ou de pertuis qu'on dirait creusés avec la pointe d'une épingle. Çà et là, apparaissent des orifices plus grands; ce sont des artérioles ou des veinules. Leur nombre est d'autant plus grand que l'angiome est plus superficiel. La charpente de la tumeur est formée d'un stroma conjonctif qui s'épaissit et se condense autour des gros vaisseaux. Ce stroma, blanc grisâtre, n'apparaît qu'après le raclage de la coupe qui perd ainsi sont aspect splénoïde. Il est parfois semé de quelques pelotons adipeux : la teinte du tissu devient alors jaunâtre. C'est surtout dans ces cas que l'angiome simple prend une apparence lobulée; des bandes connectives marquent alors les limites plus ou moins

1. *Untersuch. ueber der Entwick. der Blutgefässe.* p. 70.

nettes de ces lobules. A leur centre se voient les vaisseaux afférents ou efférents de la tumeur ; on croirait avoir affaire à un petit système-porte (Quénu[1]).

On peut trouver encore dans certains angiomes simples de petites granulations, dites de Porta ; elles ont le volume d'un grain de chénevis et leur texture paraît plus dense, plus uniforme que celle du reste de la tumeur.

Au microscope, l'aspect de l'angiome simple est plus caractéristique encore. On voit une multitude de petits canaux sectionnés transversalement pour la plupart. L'ensemble rappelle une coupe de rein ou d'organe glandulaire. Ces canaux sont de nature vasculaire ; en traitant la pièce par l'alcool, alors qu'elle est encore gorgée de sang, leur lumière parait bourrée d'hématies. Tantôt ils offrent les traits des capillaires normaux : tantôt, et le plus souvent, ils sont altérés. Leur paroi propre est épaissie et son double contour des plus manifestes. Une adventice fibreuse condensée et à plusieurs strates les entoure.

L'endothélium de ces capillaires hyperplasiques, comme les appelle Virchow, est représenté par une série de cellules aplaties, dallant plus ou moins régulièrement la paroi. Mais le phénomène le plus apparent est l'augmentation de leur diamètre : d'une moyenne de 12 μ, il monte à 40, 50, 60 μ (P. Broca). Leur forme s'est également modifiée ; les sections longitudinales de ces conduits offrent des sinuosités nombreuses.

Il n'y a donc pas seulement ectasie et hyperplasie

---

1. *Traité de chirurgie* de S. DUPLAY et RECLUS, I, p. 478.

du capillaire ; il y a encore allongement ; de là les pelotonnements multiples et les formes en spirale ou en tire-bouchon.

Telles sont les lésions initiales de l'angiome. C'est le stade de l'ectasie uniforme, *cylindrique* (P. Broca).

Mais à un degré plus avancé, l'ectasie devient irrégulière ; l'atrophie succède par places à l'hypertrophie et la paroi se distend inégalement en forme de poches ou de diverticules. C'est le stade des dilatations, *irrégulières*, moniliformes, ampullaires ou sacciformes.

On a beaucoup discuté pour savoir quelle était la véritable nature des vaisseaux de l'angiome. Il ne peut plus y avoir doute aujourd'hui : ce sont, pour la plupart, des capillaires vrais, comme l'indique leur structure, si altérée qu'elle soit, et leur situation anatomique entre les artères et les veines.

Ici se pose un autre problème. Le réseau capillaire est-il seul et primitivement intéressé? L'angiome ne peut-il se développer sur les plus fins vaisseaux artériels ou veineux? En d'autres termes, avec Roux, Gerdy, Follin, doit-on admettre un angiome artériel et un angiome veineux?

L'angiome artériel c'est la tumeur cirsoïde (Terrier) : elle se complique si souvent et si rapidement de varices artérielles, pour constituer l'anévrisme cirsoïde, qu'on ne peut songer à la conserver dans le groupe des angiomes.

Il n'en est pas de même de certaines tumeurs vasculaires veineuses qui, à défaut d'une origine anatomique commune, offrent avec les angiomes capillaires de grandes analogies cliniques. En réalité, elles sont constituées par les varices des radicules veineuses, associées ou non avec des ectasies capillaires. Aussi, avec Virchow, les appellerons-nous *angiomes* ou *nævi variqueux*. Elles prennent fréqemment le type caverneux, grâce au calibre considérable des vaisseaux qui leur donnent naissance. Dans un cas de Bardeleben[1], une tumeur semblable s'était formée aux dépens de varices congénitales du membre inférieur.

La discussion précédente a pour raison ce simple fait qu'entre capillaires, artérioles, veinules et autres vaisseaux..., les transitions sont insensibles ; la pathologie devait forcément refléter cet état de choses. Il est impossible de dire d'une façon absolue : là finit l'angiome, ici commence la tumeur cirsoïde et ici l'anévrysme. *Natura non facit saltus* pas plus en anatomie qu'en pathologie, et on en a souvent la preuve! La bronchite capillaire, la broncho-pneumonie lobulaire ou pseudo-lobaire, par exemple, ont engendré les mêmes hésitations, quand on a voulu les séparer entre elles et d'avec les autres phlegmasies pulmonaires.

Dans l'angiome simple, on se rend déjà compte à l'œil nu de la présence d'un certain nombre d'artérioles ou de veinules. Elles offrent des lésions semblables à celles des capillaires : hypertrophie, dilatation et même varicosités. Leurs parois sont pauvres en fibres élastiques, ce qui favorise leur ectasie (Jardet)[2]. Entre les plus petites d'entre elles et les capillaires altérés la différence est légère. P. Broca

1. Cité par Virchow, *l. c.*, p. 35.
2. *Soc. anat.*, 1895.

pensait même que plusieurs de ces artérioles ou veinules ne sont que d'anciens capillaires transformés. Son opinion s'appuie sur une pièce où l'on voyait, dit-il, des canaux d'apparence veineuse unir directement une artère et une veine. « Or tout vaisseau intermédiaire entre le système artériel et veineux fait nécessairement partie du réseau capillaire[1]. » Les travaux de Sucquet, de Mouret[2] sur les anastomoses artério-veineuses, ne permettent plus aujourd'hui d'accepter sans réserve cette conclusion.

Entre les capillaires existe une trame fibreuse, souvent réduites à de minces faisceaux à peine sufsants pour les isoler les uns des autres. On y trouve des cellules fixes plus ou moins aplaties et quelques fibres élastiques. Cette trame fibreuse est quelquefois remplacée par du tissu embryonnaire (Virchow); suivant la comparaison de Quénu, on croirait avoir affaire à une coupe de bourgeons charnus; les cellules embryonnaires qu'on y remarque « se montrent spécialement à la face interne et le long des capillaires, comme si elles provenaient d'une prolifération des endothéliums vasculaires[3] ».

D'après Virchow, l'angiome simple ne serait jamais pourvu d'une membrane d'enkystement vraie; ce serait l'apanage des formes caverneuses.

Nous avons déjà signalé les petites granulations, dites de Porta. Si l'on vient à placer l'une d'elles sous le microscope on voit qu'il s'agit de petites houppes vasculaires, analogues à celles qui mon-

1. P. BROCA, *l. c.*, p. 188.
2. MOURET, *Montpellier méd.*, 1891.
3. *Traité de chirurgie*. I. p. 479.

tent dans les papilles. Leur pédicule s'implante sur une des anses capillaires de l'angiome. On les rencontre surtout à la face profonde du derme.

Porta[1] et P. Broca voyaient dans leur existence la démonstration d'un travail angiopoiétique : elles naîtraient par bourgeonnement sur les vaisseaux préexistants de l'angiome. Cette hypothèse n'est pas admise par Billroth[2] qui les considère simplement comme le résultat de la transformation angiomateuse des vaisseaux entourants les culs-de-sac glandulaires cutanés. M. Ch. Monod[3] se demande à son tour si ces granulations ne seraient pas de petits nodules angio-fibreux ou angio-lipomateux.

L'angiopoièse dans les nævi est donc loin d'être démontrée. Les constatations de Weber[4], qui avait signalé des bourgeons cellulaires le long des vaisseaux des angiomes, n'ont été retrouvées par personne. Virchow[5], cependant, aurait observé quelque chose de semblable sur un angiome du foie. Plus récemment, M. Pilliet[6] aurait, dans un cas semblable, trouvé des indices assez probants d'un processus vaso-formateur. Mais là se bornent toutes les données positives sur cette question. D'autre part, comment expliquer la densité inouie de certains réseaux capillaires et leur accroissement? En l'absence de démonstration directe, on peut donc considérer

1. *Dell'angiectasia*, Milano, 1861, p. 20.
2. *Pathol. chir. gén.*, trad. Culman-Sengel, 1868, p. 718.
3. *Angiome simple sous-cutané circonscrit*, Th. Paris, 1873, n° 95, p. 14.
4. *Müllers' Archiv*, 1851, p. 91, fig. 6-10.
5. *Virchow's Archiv*, 1854, VI, p. 536.
6. *Soc. Biol.*, 11 juillet 1891.

comme très probable la néoformation des vaisseaux au sein de l'angiome.

Disons enfin que, dans l'angiome simple, on peut trouver des nerfs. Lebert aurait suivi des fibres primitives de 1/100ᵉ à 1/120ᵉ de millimètre de diamètre et dont le névrilemme était très épaissi.

II. Angiome caverneux. — L'angiome caverneux ou « cavernome » n'est qu'un stade plus avancé de l'angiome simple. La preuve n'en est plus à faire : la concomitance des deux lésions, sur la même pièce, les formes de transition qui établissent entre ces deux extrêmes un passage insensible, l'évolution clinique le démontrent surabondamment.

On peut rencontrer partout les angiomes caverneux. Ceux de la peau, du tissu cellulaire sous-cutané ou des muqueuses externes sont les plus communs. Ils constituent presque uniquement les angiomes profonds. Les progrès de leur évolution les amènent d'ailleurs à envahir plusieurs plans, quelquefois même toute l'épaisseur d'un membre. La tendance à former des tumeurs diffuses est un de leurs principaux caractères (Demarquay)[1].

Mais il en est aussi de circonscrits, pourvus d'une membrane d'enkystement. Ces sortes de capsules, constituées souvent par un tissu jeune et vasculaire, facilitent les progrès de l'angiome, bien loin de les arrêter (Virchow)[2].

Sur une coupe ont voit un grand nombre de lacunes ou cavernes, sans compter un pointillé rouge plus fin, semblable à celui de l'angiome simple. Les

1. *Un. méd.*, 1861, p. 590.
2. *L. c.*, p. 24.

deux variétés sont en effet fréquemment associées.
Ces lacunes ont des dimensions très diverses, depuis
celle d'une tête d'épingle jusqu'à celle d'une noix.
Leur forme est arrondie ou légèrement anguleuse.
Elles communiquent entre elles par des pertuis larges ou étroits, quelquefois canaliculés. Leur paroi
est lisse ; cependant Glück[1] a trouvé une fois de
petites végétations à leur intérieur. Image[2], Paget[3],
Verneuil[4] ont signalé la présence de valvules sur
leurs parois, ce qui semble indiquer l'origine veineuse de quelques-unes d'entre elles. Le sang
qu'elles contiennent pendant la vie est absolument
liquide, sauf de rares exceptions. Entre les cavernes courent une série de travées ou trabécules,
plus ou moins épaisses, blanchâtres et de nature
fibreuse. L'aspect de toutes ces logettes et de leurs
piliers rappelle quelquefois à s'y méprendre la face
interne des oreillettes (Wardrop[5], Verneuil[6]). Aux
points de rencontre des travées fibreuses se trouvent de petites artères dont le diamètre réduit contraste singulièrement avec le tissu caverneux qui
les entoure. Les veines sont parfois les plus larges
et les plus nombreuses. Dans quelques cas même
l'exiguïté des artères a fait douter de leur existence.
Il n'en est rien cependant : par la dissection sur le
vivant, on voit de nombreux jets artériels s'échapper au pourtour de la tumeur ; et par l'injection,

1. *Berl. Klin. Wochenscrift*, 28 décembre 1885, nº 52, p. 863.
2. *Medico-chir. transact.*, XXX, p. 109.
3. *Lectures on surgical Pathology*, II, p. 50.
4. *Gaz. hebd.*, 1855, p. 400.
5. *Medico-chir. transact.*, 1818, IX, p. 202.
6. *Bull. Soc. anat.*, 1847, p. 244.

on arrive à dessiner le réseau artériel nourricier [1].

Cette finesse des artères, dans quelques cas, comparée à la dilatation des voies veineuses, complète l'analogie de cette variété d'angiome avec le tissu des corps caverneux.

De même que les capillaires, les lacunes sont tapissées d'un endothélium pavimenteux (Rokitansky [2], Esmarch [3]). Le sang qui les remplit contiendrait, d'après Cornil et Ranvier [4], moins de leucocytes qu'à l'état normal. Les trabécules sont formées de fibres conjonctives mêlées de quelques fibres élastiques, celles-ci existent parfois en si grand nombre que les parois des lacunes rappellent la structure de l'endocarde (Virchow.) Les cellules fixes sont rares ou aplaties. On peut trouver encore dans l'angiome caverneux des cellules musculaires lisses (Gubler [5], Bousquet [6]) disposées concentriquement autour des cavernes. Leur présence, comme celle des valvules, semble indiquer une origine veineuse. On est alors en présence de l'angiome caverneux variqueux.

On peut trouver encore, dans la charpente fibreuse de l'angiome, du pigment (Horner [7], Panas [8], Brunschwig [9], Villard [10]); il s'agissait dans le dernier cas d'un nœvus vasculaire de la face ayant subi une véri-

1. Virchow, *l. c.*, p. 20.
2. *Handbuch der patholog. Anat.*, Wien, 1846, I, p. 276.
3. *Virchow's Archiv*, VI, 1854, p. 43.
4. *Manuel d'Histologie pathologique*, Paris, 1884, I, p. 286.
5. *Bull. Soc. Anat.*, 1860, p. 289.
6. *Bull. Soc. Chirur.*, 1887, p. 419.
7. Cité par Panas, *Archives d'oph.*, 1883, p. 1.
8. *Ibid.* et Congrès de Chirurgie, 1891.
9. *Arch. d'ophthalmol.*, 1889.
10. *Arch. prov. Chir.*, 1892.

table dégénération éléphantiasique et pigmentaire.

De même que dans l'angiome simple, quelques observateurs ont pu suivre ici des fibres nerveuses. Esmarch les aurait retrouvées jusque dans la tunique externe, et Schuh, jusque dans la tunique moyenne des vaisseaux [1].

III. Rapports et lésions de voisinage — *a. Vaisseaux.* — Les angiomes n'ont de rapport le plus souvent qu'avec les artères et les veines de dernier ordre. Mais il n'en est pas toujours ainsi.

Roux [2] signale une tumeur caverneuse qui s'abouchait directement dans l'artère tibiale postérieure par une multitude de petits pertuis. Il appelait cet état : l'artério-criblure. Mais P. Broca pense que l'observation de Roux se rapporte à un anévrysme diffus ou par épanchement. Cet état cribleux ne s'observe guère que sur les artères peu importantes immédiatement en rapport avec la tumeur.

Les rapports avec les gros troncs veineux sont plus communs. C'est le cas de beaucoup de ces angiomes, qu'après Virchow nous avons appelés variqueux. Un certain nombre d'entre eux siègent sur le trajet des veines sous-cutanées et l'histologiste allemand les appelle, pour cette raison, phlébogènes ; on les rencontre surtout aux extrémités ; Paget [3] a vu ainsi un angiome de la cuisse s'anastomosant directement avec la sphène interne. Pour Virchow, ces angiomes phlébogènes prendraient naissance dans les vasa-vasorum des veines.

1. Cités par VIRCHOW, *l. c.*, p. 10.
2. Cité par BROCA, *Traité des Tumeurs,* II, p. 168.
3. *Lectures on surg. pathology,* II, p. 50.

Mais c'est au cou qu'on observe les plus intéressants, en raison du volume des troncs veineux de la région et de la largeur des anastomoses qui les unissent quelquefois. Andral[1], Blandin[2], Quénu[3], Lannelongue[4], Glück[5], Volkmann[6] en ont cité de nombreux exemples. Le plus souvent la communication se fait avec la jugulaire interne. Le cas de M. Reclus[7] est le plus remarquable : un angiome profond du cou s'anastomosait à plein canal avec la jugulaire interne : c'était une sorte d'anévrysme angioveineux.

Il est encore à ce point de vue une catégorie fort curieuse d'angiomes : ce sont ceux qui communiquent avec les sinus ou les méninges, soit par un large canal, soit par les veines diploïques ectasiées. Nous reviendrons d'ailleurs sur ces faits dont l'interprétation exacte est fort récente. Confondus autrefois avec les tumeurs ou kystes sanguins du crâne, ils en ont été nettement séparés par le professeur Lannelongue, qui a montré en même temps leur nature angiomateuse[8].

b. Peau et tissu cellulaire sous-cutané. — L'angiome cutané siège de préférence dans la bande profonde du derme; c'est là qu'on trouve aussi les granulations de Porta. L'angiome sous-cutané se développe

---

1. *Précis d'Anat. path.,* Paris, 1829. II.
2. Cité par FOLLIN, *Traité de Pathol. ext.,* p. 208.
3. *Traité de Chirurgie,* I, p. 470, note 1.
4. *Traité des Affect. congénit.,* I, p. 645.
5. *Berl. Klin. Woch.,* 28 décembre 1885, n° 52, p. 683.
6. *Archiv. f. Klin. chir.,* 1873, III, p. 568.
7. *Clinique et Critique chirurg.,* Paris, 1884, p. 299.
8. Congrès de chirurgie, 1886.

dans le tissu cellulo-adipeux qui unit la peau aux parties profondes ; Virchow y distingue deux variétés : l'angiome lipogène et le phlébogène ; le premier occupe une place indifférente ; il n'en est pas de même du second qui est cantonné sur le trajet des veines sous-cutanées.

Les différentes parties de la peau ont des rapports très intimes surtout avec les angiomes cutanés. Le réseau papillaire, d'après Robin[1], échappait à la transformation angiomateuse ; mais Virchow[2], Verneuil[3], Ch. Monod[4] ont démontré le contraire : l'épiderme est soulevé presque directement par les petits lacs sanguins qui remplissent les papilles.

Le développement anormal de tous ces capillaires n'est pas sans retentir sur tous les organes tégumentaires. Les poils, les glandes qui plongent dans l'angiome, comme les bourgeons placentaires dans les lacs utérins, sont tantôt hypertrophiés, tantôt atrophiés (Monod[5], Quénu[6]). Virchow a noté l'hypertrophie des muscles tenseurs des poils.

L'épiderme réagit aussi à sa façon, depuis la simple desquamation furfuracée, jusqu'à la vésicule et enfin l'ulcération. Ses cellules offrent de nombreuses granulations d'éléidine. Il peut enfin s'hypertrophier, se kératoser ; on se trouve alors en face d'une variété nouvelle : l'angiokératome de Mibelli.

---

1. *Gaz. méd. de Paris*, 1854, p. 330.
2. *L. c.*, p. 108 et 110.
3. *Gaz. hebd.*, 1855, p. 400.
4. In *Arch. gén. de Méd.*, XXV, 1875, p. 352.
5. *Ibid.*
6. *Traité de Chirurgie*, I, p. 479.

c. Nerfs. — Ces lésions épidermiques ont, sans doute, une origine à la fois mécanique et trophique. D'une part l'épiderme est distendu, soulevé, exposé à des frottements plus nombreux; d'autre part, on trouve quelquefois les nerfs voisins atteints de périnévrite (Esmarch[1], Barling[2], Quénu[3], ou directement envahis par le pseudoplasme (Cruveilhier[4], Audry[5]. Tillaux[6]).

d. Muqueuses des orifices externes. — Leurs altérations sont moins bien connues, mais paraissent du même type que celles de la peau. Le réseau délicat du chorion subit la transformation angiomateuse; elle s'étend souvent au réseau des papilles qui font alors de petites saillies villeuses (Billroth[7], Arragon[8]. Warren a vu les glandes muqueuses hypertrophiées[9].

e. Muscles et parties profondes. — L'angiome musculaire est primitif ou secondaire, simple ou caverneux. Billroth cependant est le seul à signaler l'angiome simple des muscles; encore s'agissait-il des peauciers de la face. L'angiome primitif est rare; on aurait peine à en réunir une trentaine de cas[10]. Par contre, on les a trouvés un peu partout : deltoïde

---

1. D'après Virchow, *l. c.*, p. 10.
2. *Journal of Anat. and Physiol.*, 1885.
3. *L. c.*, I, p. 487.
4. *Atlas d'Anat. path.*, XXX, pl. 5.
5. *Arch. prov. de Chirurgie*, août 1892, p. 125.
6. *Bull. Soc. Chirurgie*, 1875, et Magon, *Bull. Soc. Anat.* 1875, p. 206.
7. *Untersuch. ueber der Entw. der Blutgefässe*, p. 73.
8. *Ang. des muqueuses*, Th. Paris, 1883.
9. *Surg. observ. of tumors*, p. 421.
10. Muscatello, *Archiv. f. pathol. Anat. u. Physiologie*, CXXXV, 2, 1894. — Bonnet, Thèse de Toulouse, 1894.

(Holmes Cootes[1], biceps (Cruveilhier[2]), triceps brachial (Lebert[3]), long supinateur (Demarquay[4], rond pronateur (Nélaton[5], fléchisseur des doigts (Demarquay[6], Tillaux[7], Volkman[8]), muscles thénar (Virchow[9]), triceps fémoral (Richet[10]), droit antérieur de la cuisse (Denonvilliers[11]), vaste interne (Robin[12]), demi-membraneux et muscles du jarret (Teevan[13], Campbell[14], Morgan[15], Bérard[16], Liston[17]), soléaire (Demarquay, Le Dentu[18]), grand pectoral (Ollier[19]), muscles de la nuque (Maisonneuve[20]), sacro-lombaire (Bellouard[21]), grand dorsal (Legros[22], Clarke[23], Billroth[24]). Il n'y a pas de muscles de préférence.

La transformation caverneuse secondaire est plus fréquente; elle se rencontre surtout aux tempes, aux lèvres et aux joues. Aux membres, elle est la

1. *London Med. Gaz.*, 1852, X, p. 412.
2. *Atlas d'Anatomie path.*
3. *Traité d'anatomie path.*, I, p. 210.
4. *Union médicale*, 1861, XII, p. 587.
5-6. Cités par TILLAUX, *Bull. et Mém. Soc. Chir.*, 1873, 10 mars, p. 224.
7. *Bull. Soc. Anat.*, 1875, p. 205 (MAGON).
8. *Berliner Klin. Woch.*, 1884.
9. *L. c.*, p. 60.
10. Cité par LEBERT, *l. c.*
11. D'après DEMARQUAY, *l. c.*
12. *Bull. Soc. Biol.*, 1853, p. 177.
13-14-15. Cités par LEJARS, *Traité de Chirurgie*, I, p. 801.
16. D'après DEMARQUAY, *l. c.*
17. *Medico-chir. trans.*, XXVI, 1842, p. 120.
18. *Cliniques chir.*; Paris, 1892, p. 239.
19. Cité par VINCENT, *Lyon médical*, XXVI, 1877, p. 634.
20. D'après DEMARQUAY, *l. c.*
21. *Bull. Soc. Anat.*, 1878, p. 539.
22. Cité par LEBERT, *l. c.*
23. Cité par VIRCHOW, *l. c.*, p. 60.
24. *Virchow's Archiv*, VIII, p. 264.

conséquence d'un angiome généralisé : tels sont les cas de Lamorier [1], Cruveilhier [2], J. et Ch. Audry [3], Hildebrand [4].

Les muscles atteints ont une coloration pâle ou feuille morte, suivant que la sclérose ou la dégénérescence graisseuse l'emporte. Dans les cloisons qui limitent les cavernes, on peut trouver quelques fibres musculaires mélangées à du tissu fibreux ou élastique.

Les seules lésions glandulaires que nous connaissions, hormis les angiomes hépatiques, qui, jusqu'ici, ne sont pas encore devenus chirurgicaux, sont celles qu'a observées Hartman [5] sur une pièce d'angiome parotidien.

« Dans la région limitante de la tumeur…, on trouve à côté de lobules glandulaires sains d'autres lobules dont les vaisseaux sont manifestement altérés. Dans ces lobules, les artérioles et les capillaires sont dilatés au point de tenir presque autant de place que la substance glandulaire elle-même, qui est refoulée et atrophiée. En dehors de la tumeur, les lobules reprenaient leur aspect normal. »

Dans un cas qu'il présente sous le nom d'angiome kystique du corps thyroïde, Genzmer [6] a observé l'atrophie des vésicules avoisinant le tissu angiomateux.

---

1. Cité par Boyer, *OEuvres chirurgicales*, 5ᵉ édit., Paris, 1845, II, p. 474.
2. *Atlas d'Anat. path.*, XXX, pl. 5.
3. *L. c.*, p. 125.
4. *D. Zeitschrift f. Chir.*, XXX, p. 91.
5. *Revue de Chirurgie*, 1888, p. 756.
6. *Arch. f. Pathol. Anat. u. Physiol.*, 1878. LXXIV, p. 543.

f. Périoste et Os. — Les lésions secondaires du périoste et des os, quand elles existent, sont de nature et d'apparence assez diverses. Trélat et Ch. Monod[1], Duzéa[2], Duplay[3] ont noté des hypertrophies et des allongements des membres coexistant avec des nævi superficiels très vastes. Duzéa a bien décrit ces troubles trophiques.

Disons en passant qu'il n'est pas irrationnel de supposer, dans ces cas, l'existence d'angiomes des os ou tout au moins d'une télangiectasie médullaire. La vascularité de la moelle des os favoriserait leur présence. Quelques tumeurs des os, aujourd'hui considérées comme des sarcomes télangiectasiques, ont peut-être un angiome médullaire pour origine.

A la face ou à la tête, vu la faible épaisseur des parties molles, l'action de l'angiome paraît plus directe dans la production de certaines hyperostoses. Souvent en effet les lésions vasculaires s'étendent jusqu'aux vaisseaux nourriciers des os : on constate alors leur ectasie. D'autres fois, un angiome développé dans une cavité à parois osseuses agit mécaniquement sur ses parois et en détermine l'usure : c'est ce qu'a observé Luecke[4] au maxillaire supérieur pour un angiome de l'antre d'Highmore. Enfin, les tumeurs caverneuses profondes arrivent, par leurs progrès, à se mettre en contact avec les os; elles agissent alors à la façon d'une tumeur ordinaire en déterminant une ostéite locale qui

1. *Arch. gén. de Méd.*, 1869, II, p. 549.
2. Th. de Lyon, 1886.
3. *Gaz. hebd.*, 1892, n° 24, p. 285.
4. *Deutsche Zeitschrift f. Chir.*, 1890, XXIX, p. 85.

se traduit par une usure partielle de la surface, des ostéophytes ou de l'éburnation. L'ostéite raréfiante peut même l'emporter au point d'amener une résorption presque totale de l'os : Lamorier a vu un bras qui était devenu « mou comme une tête de veau[1] » !

Chez un malade présenté par Chassaignac à la Société de Chirurgie et porteur d'un vaste angiome de la face et de la langue, le maxillaire inférieur était en partie disparu[2]. Une observation de Duncan[3] est non moins curieuse : dans un cas d'angiome congénital profond du pied, on ne comptait que quatre métacarpiens ; le quatrième (le dernier) était beaucoup plus volumineux que les autres, mais son état spongieux était tel qu'on le traversait de part en part avec les aiguilles galvano-caustiques.

Les lésions primitives du périoste ou des os sont beaucoup plus rares. Au point de vue de leur siège, on peut en distinguer trois variétés : angiomes parostaux ; b, périostiques ; c, osseux.

a. Les angiomes parostaux sont en rapport presque immédiat avec les os. On peut citer, comme exemple, le cas de L. Tripier[4], dans lequel l'angiome occupait le tissu sous-synovial du genou ; le cas de Lannelongue[5], dans lequel un angiome cranien était uni à la fontanelle postérieure par un petit pédicule membraneux ; le cas d'Hofmokl[6], où l'angiome et le pé-

---

1. Cité par BOYER, *OEuvres chirurg.*, 5e édit., Paris, 1845, II, p. 474.
2. *Soc. de Chirurgie*, 1851-1852, II, 157.
3. *Brit. Med. Journal*, 3 nov. 1888, p. 984.
4. Ac. de méd., 1891, séance du 8 avril.
5. Congrès de chirurgie, 1886.
6. *Wiener Mediz. Presse*, 1888, no 32.

rioste étaient intimement unis à la face externe du maxillaire inférieur. Ces angiomes parostaux peuvent déjà s'accompagner d'inégalités osseuses de voisinage (L. Tripier).

b. Les angiomes périostiques se développent surtout du côté des os dont ils entament plus ou moins profondément la surface compacte et le tissu spongieux. On peut citer les observations de Virchow[1], Sangalli[2], Toynbee[3], Verneuil[4]. Dans les trois premières, la tumeur siégeait au niveau du pariétal ; la dernière se rapporte à des angiomes multiples de la face interne du bassin, du sacrum, et des dernières vertèbres.

c. L'angiome osseux, myélogène, comme dit Virchow, est le moins authentique. Il ne faut d'abord pas le confondre avec certaines télangiectasies osseuses, fréquentes chez les vieillards. On peut citer cependant le cas de Rokitansky[5], dans lequel des tumeurs caverneuses s'étaient développées dans le diploé de l'os pariétal et avaient perforé la table externe ; la marche fut inverse chez un malade d'Ehrman[6]. Citons encore les cas de Verneuil[7] (scaphoïde), A. Richet[8] (tête de l'humérus), Reiche[9] (sternum), Rigaut[10] (extrémité interne de la clavicule), Roughton[11] (ex-

1. *L. c.*, p. 67.
2. *Storia anatom. dei tumori*, p. 264.
3. *London Medical Gazette*, 1847.
4. Cité par LEBERT, II, p. 526.
5. *Lehrbuch der pathol. anat.* Wien, 1856, II, p. 130.
6. *Musée de la Faculté de Méd. de Strasbourg*, 1847, fig. 1.
7. 8. Cités par LEBERT, *l. c.*, I, p. 207 ; II, p. 526.
9. *Deutsche Klinik*, 1847, n° 29.
10. *Gaz. méd. de Strasbourg*, 1850, n° 4.
11. *Medico-chir. trans.*, p. 69, 1890, LXXIII.

trémité supérieure du tibia), Gerhardt[1] (corps ver-
tébraux). Dans ce dernier cas, la moelle avait été
comprimée et réduite à un simple tractus fibreux.

Ces quelques faits, où le contrôle histologique a
cependant plusieurs fois fait défaut, semblent en
tous cas indiquer une élection spéciale des lésions
angiomateuses pour le tissu spongieux des os.

IV. Évolution. — L'angiome peut rester stationnaire, s'accroître, rétrograder ou disparaître.

Ses progrès sont marqués par l'aggravation des
lésions interstitielles et leur extension aux réseaux
vasculaires voisins. Au sein de l'angiome, les capillaires se dilatent, se rapprochent, se confondent.
L'angiome simple peut aussi passer à l'état caverneux.

Très souvent, l'angiome disparaît spontanément
sans cause anatomique connue. D'autres fois on voit se
former à sa surface des ulcérations trophiques,
inflammatoires ou autres. Les cicatrices qui en résultent entraînent la sclérose partielle ou totale de la
tumeur : les vaisseaux se rétractent, s'oblitèrent par
places, et l'angiome s'atrophie.

V. Dégénérescences. — *Fibreuse.* — On donne
souvent ce nom au processus que nous venons d'esquisser.

Graisseuse. — Lebert a signalé la présence de granulations graisseuses dans l'endothélium des vaisseaux et le tissu conjonctif du stroma. En tout cas,
son importance paraît être secondaire. Il ne faut pas
d'ailleurs la confondre, comme le faisait lui-même

1. Congrès de Neurol. et d'Aliénation mentale de l'Allemagne
du Sud. Baden-Baden, 1894.

Lebert, avec la variété lipomateuse de l'angiome.

Pigmentaire — Nous avons déjà mentionné la présence du pigment au sein de l'angiome; mais le cas de Villard[1] est le seul qui offre quelque importance.

Éléphantiasique. — L'observation de Villard est encore un exemple de cette dégénérescence; Moses, Morgan auraient vu également des nævi devenir le point de départ d'éléphantiasis ou de fibromolluscums multiples[2].

Phlébolithes. — Dans les angiomes un peu anciens, compliqués de dilatations variqueuses, on trouve quelquefois de petites concrétions à demi pierreuses, du volume d'un grain de millet à un pois. Ce sont des phlébolithes ou plutôt angiolithes (Ricard et Bousquet)[3]. Elles bouchent complètement la lumière des petites lacunes qui les contiennent. D'après Lisfranc[4], Lafargue[5], P. Broca[6], c'étaient là des produits de la coagulation de la fibrine. Mais d'après le professeur Cornil[7], ces soi-disant concrétions sanguines ne sont autres que des noyaux conjonctifs calcifiés, venus par bourgeonnement de la paroi des vaisseaux. C'est en somme le même processus que l'endartérite ou l'endophlébite. P. Broca les considère comme l'expression d'un travail curatif spontané.

1. *Arch. prov. de Chirurgie*, 1892.
2. Cités par REBOUL, *Arch. de Méd.*, 1893, II, p. 152.
3. *Manuel de Path. ext.*, I, p. 131, édit. 1891.
4. *Gaz. méd.*, 1835, p. 157.
5. *Rev. médico-chir.*, 1849, VI, p. 167.
6. *L. c.*, p. 131.
7. *Bull. de la Soc. Anat.*, 1890, p. 225.

Kystes. — La présence des kystes au sein de l'angiome a soulevé de vives controverses, qui durent d'ailleurs encore maintenant. Plenck, en 1778, signalait déjà dans le nævus cavernosus des cavités à contenu gélatineux. J. Bell[1] étudia fort bien les kystes, dont Cæsar Hawkins[2], Costilhes[3], Bush[4], Holmes Cootes[5], Bickersteth[6] ont donné de nouveaux exemples et de nouvelles théories. Laboulbène[7], dans sa thèse, les passe en revue et cite encore un cas. Depuis, la littérature s'est enrichie des observations de Prescott Hewett[8], Cooper Forster[9], Luigi Monti[10], Lannelongue[11], Volkman[12], etc... Aussi la question a été remise à l'ordre du jour et sa pathogénie a fait le sujet des thèses ou travaux d'Arragon[13], Duchemin[14], Yersin[15], Lannelongue et Ménard[16].

Depuis J. Bell, on les divise en séreux ou sanguins. Les premiers sont les plus rares. Leur contenu peut avoir un aspect absolument salivaire (J. Bell), géla-

1. *The principles of the surgery*, London, 1826, p. 299.
2. *London Med. Gaz.*, XXXVI, p. 127.
3. *Rev. Méd. Chir.*, 1851.
4. Cité par Virchow, *l. c.*, p. 75.
5. *London Med. Gaz.*, 1852, X, p. 412.
6. *Monthly Journal of Edinburg*, XVI, 1853, p. 513.
7. Th. de Paris, 1854.
8. *Lancet*, 1857, p. 116.
9. *Ibid.*, p. 273.
10. *Ibid.*, 1873, II, p. 633 (Extrait du *Bulletino delle scienze mediche*).
11. *Bull. et Mém. Soc. Chir.*, 1881, p. 852.
12. *Archiv f. Klin. Chirurg.*, XI, 1873; III, p. 568.
13. *Ang. des Muqueuses*, Th. de Paris, 1883.
14. Th. de Paris, 1880, n° 47.
15. *Arch. de Physiol.*, 1886, 15 mai.
16. *Traité des affections congénitales*, I.

tineux (Plenck), huileux (Laboulbène). La poche est tendue ; aussi se rompt-elle souvent dans les examens ou les dissections[1].

Dans les kystes sanguins, le sang paraît tantôt absolument pur, tantôt brunâtre ou noirâtre. Mais il ne faut considérer comme kystes que les poches absolument isolées de la circulation de l'angiome. Ainsi compris, ils ne sont pas très fréquents.

La multiplicité de ces kystes rend souvent la tumeur comparable à une oreillette du cœur (Verneuil[2]). Quant à leur capacité, elle oscille entre le volume d'une tête d'épingle et celui d'un gros pois.

On en cite d'énormes : J. Bell a vu un kyste qui contenait trois livres de sérosité claire ; chez un enfant, observé par Luigi Monti, un kyste cervical était presque aussi gros que la tête.

D'après Cæsar Hawkins et Busch, les kystes ne se mettaient qu'ultérieurement en relation avec l'angiome. Lebert les assimilait aux productions lacunaires qu'on voit entre les lobes d'une même tumeur, où elles semblent jouer le rôle de bourses séreuses. Ces théories ont été vite abandonnées pour celle d'Holmes Cootes, défendue par Bickersteth et Laboulbène ; d'après celle-ci, le kyste séreux n'est qu'un stade plus avancé du kyste sanguin, et celui-ci se forme grâce à l'étranglement d'un segment de vaisseau ectasié ou l'obturation d'une lacune caverneuse par des brides fibreuses. Expérimentalement, Virchow dit

1. *Tumors of this kind sometimes burst like ganglions* J. BELL, *l. c.*, p. 299.
2. *Bull. Soc. Anat.*, 1854, XXIX, p. 301.

avoir pu reproduire en effet un kyste séreux sur le trajet de la jugulaire d'un chien.

La clinique, d'autre part, montre que grand nombre d'angiomes kystiques ont été le siège d'inflammations accidentelles ou provoquées, qui ont pu produire le travail scléreux nécessaire à leur genèse. On la surprend quelquefois en pleine évolution. Arragon, sur un angiome de la langue enlevé par Verneuil, a trouvé de petites lacunes papillaires que l'étranglement de la base des papilles transformait peu à peu en kystes.

Un dernier argument est tiré de leur structure qui est la même que celle des vaisseaux sanguins (Yersin).

Les belles recherches de MM. Lannelongue et Achard[1], sur les kystes congénitaux, ont permis à ces auteurs de formuler une nouvelle théorie. D'après eux, la plupart des soi-disant angiomes kystiques ne seraient que des lymphangiomes méconnus; quelques autres représenteraient des hémato-lymphangiomes, c'est-à-dire des kystes lymphatiques à extravasation sanguine accidentelle; enfin, le plus petit nombre pourrait résulter de la combinaison d'un angiome vasculaire et lymphatique, comme le pensent de Larabrie et Variot[2].

La théorie d'Holmes Cootes a cependant pour base des faits assez nombreux et assez précis. Tout ce qu'on peut conclure, c'est que les kystes ne reconnaissent probablement pas une explication pathogénique univoque et il appartient à l'histologie de la fixer dans chaque cas particulier.

1. *Traité des Kystes congénitaux*, p. 297.
2. *Journal de l'Anatomie*, 1880.

VI. Complications. — *Lésions vasculaires concomitantes.* — L'angiome peut devenir le siège d'inflammations diverses, phlegmoneuse, érysipélateuse, gangréneuse, etc., d'hémorragies externes ou interstitielles ; dans ce cas, c'est un capillaire ou une lacune qui, parvenus au terme de leur élasticité, se rompent spontanément ou accidentellement. Mais de toutes les complications, les plus importantes sont celles qui portent sur le système vasculaire. Nous savons déjà qu'au sein de l'angiome, ou dans son voisinage immédiat, les petits vaisseaux peuvent offrir des lésions semblables à celles des capillaires. Elles peuvent gagner encore les artères ou les veines les plus grosses.

Du côté des artères, l'extension se fait en général rapidement et à de grandes distances. Les artères augmentent de volume, s'épaississent, s'allongent, se pelotonnent tout comme les capillaires, et l'anévrysme cirsoïde qui en résulte relègue bientôt l'angiome au second plan. Au lieu de ces varices artérielles on rencontre quelquefois de simples dilatations : Bruns[1] l'a observé sur la carotide interne dans un cas d'angiome de la tête. Chez le malade de J. Adams[2] porteur d'un nævus très étendu du membre inférieur, la fémorale était élargie, en même temps que le côté correspondant du corps était hypertrophié. Barwell[3] a rencontré aussi ces ectasies simples du système artériel.

1. Congrès allemand de chirurgie de 1891. In *Mercredi méd.* 1891, p. 179.
2. *Lancet*, 1858, II, p. 140.
3. *Ibid.*, II, 1876, p. 857.

Du côté des veines, les mêmes phénomènes se passent, mais leur extension et leur gravité moindres les font négliger souvent. Ces varices veineuses existent souvent en même temps que les varices artérielles : c'est la phlébartériectasie de Nicoladoni ; mais on peut aussi les rencontrer presque seules : Ungar[1] en a vu d'énormes à la tête ; il en existait encore, mais à un degré moindre, tout autour des nævi disséminés sur le corps du sujet. Bouchut[2] décrit un angiome du sternum accompagné de dilatations variqueuses. P. Broca[3] a vu la dilatation veineuse remonter jusqu'au pli du coude. Rayer[4], Bryant[5], Trélat et Ch. Monod, Duzéa, Duplay ont vu des varices du membre inférieur coexister avec des nævi étendus de cette région. Dans le cas de Bryant, on ne pouvait en tout cas incriminer les causes productrices ordinaires des varices ; il s'agissait d'un enfant de quatre ans. J.-W. Hulké[6] a, par contre, observé un fait exceptionnel : le rétrécissement du diamètre des gros troncs veineux au lieu de leur dilatation. Il s'agissait d'un sujet atteint de nævus généralisé à toute une moitié du corps ; mais les veines cutanées entourant les plaques angiomateuses étaient dilatées.

Signalons enfin le développement bien rare du cancer (épithéliome, sarcome ou carcinome). Capi-

1. *Beiträge zur klinik der chirurgie*, Leipzig, 1833, I, p. 178. Cité par VIRCHOW.
2. *Traité des Mal. des enfants*, p. 960.
3. *L. c.*, p. 188.
4. Cité par DUZEA, *l. c.*, p. 45, et *Traité théorique et prat. des mal. de la peau.*
5. *Transact. of the Pathol. Soc. of London*, 1858, IX, p. 186·
6. *Royal med. and. chir. Soc.*, 12 décembre 1876 et *Lancet*, II, p. 857.

tan [1], Mathieu [2], Renoul [3], Pflüger [4], Armagnac [5], Reboul [6], en ont rapporté quelques cas.

VII. Variétés. — Il ne faut pas accepter comme variétés de l'angiome toute espèce de télangiectasies. Les fins vaisseaux ou les capillaires peuvent être le siège de modifications analogues à celles de l'angiome, sans toutefois mériter ce nom. Telles sont la lèpre, les kéloïdes, la sclérodermie où entre le facteur télangiectasique, mais d'une façon tout accessoire. Il joue un rôle plus important dans la kératose pilaire, le xéroderma pigmentosum, la couperose ; mais il ne constitue encore qu'un des éléments de la maladie. Il existe quelquefois et très développé sur le nez, les pommettes, le dos de certaines personnes, etc. Tout cela n'a encore rien de commun avec l'angiome. Signalons, pour mémoire, les tumeurs hématodes qui, autrefois, sous le nom de fungus bénin ou malin, étaient placés à côté des angiomes. On ne doit admettre aussi qu'avec la plus grande réserve les soi-disant angiomes des fosses nasales, du méat urinaire, et même du foie. Comme nous le verrons, il ne s'agit le plus souvent que de lésions où l'élément vasculaire a contracté passivement le caractère angiomateux. *La marque distinctive de l'angiome vrai, c'est l'épaississement primitif des parois capillaires, artérielles ou veineuses ;* car, à la longue, les mêmes lésions peuvent se montrer

1. *Bull. Soc. Anat.*, 1877.
2. *Ibid.*, 1880.
3. Th. de Paris, 1892.
4. *Analyse* in *Annales d'occulist.*, 1886. XIX, p. 75.
5. *Journal de Méd. de Bordeaux*, 16 nov. 1878, p. 148.
6. *Arch. gén. de Méd.*, 1893, II, p. 441.

dans des productions assez diverses, de même qu'elles peuvent disparaître dans les angiomes.

Mais il faut avouer que ces distinctions, pour légitimes qu'elles soient, n'en sont pas moins malaisées. La difficulté est parfois à son comble dans certaines associations de lésions également congénitales.

Il arrivera, par exemple, que le diagnostic clinique et anatomique restera indécis entre l'angiome pédiculé et le fibrome mou vasculaire. Hallopeau, Thibierge admettent l'existence de relations étroites entre ces deux affections congénitales; et Reboul, dans son excellent mémoire, rapporte une foule d'exemples où le nævus vasculaire a été le point de départ d'un fibrome mou. D'ailleurs, l'un de nous, dans une revue récente sur le molluscum pendulum de la grande lèvre, a beaucoup insisté sur l'aspect violacé et la richesse en vaisseaux que présentent ces tumeurs[1].

M. A. Broca[2] a présenté un exemple curieux des associations pathologiques de l'angiome. C'était une tumeur congénitale des fosses nasales, adhérant à la dure-mère d'un nouveau-né. L'examen histologique, pratiqué par Cornil et Darier, montra qu'il s'agissait d'un angiome mêlé à du tissu embryonnaire, du cartilage, du myxome et du sarcome fibroplastique. Beneke aurait rencontré un cas d'angiomes multiples, avec éléments sarcomateux dans l'un deux, qui siégeait au maxillaire inférieur[3].

1. P. MAUCLAIRE, Du molluscum pendulum de la grande lèvre, *Annales de Gynécologie*, décembre 1893.
2. *Bull. Soc. Anat.*, 1887.
3. In *Berl. Klin. Woch.*, 28 oct. 1879, no 43, p. 644.

Schuh[1] a publié une observation assez singulière, où Virchow voit une combinaison de névrome, de myome et d'angiome.

Ces variétés ou associations rares doivent céder le pas aux suivantes plus communes, plus importantes à connaître, et surtout mieux définies.

Angio-fibromes et Angio-lipomes — Ph. von Whalter a connu sans doute cette dernière variété à laquelle il donna le nom de « nævus lipomatodes ». Elle a été ensuite étudiée, assez succinctement, par P. Broca[2] et Virchow[3].

Ch. Monod est le premier à nous en avoir donné une étude détaillée dans sa thèse inaugurale[4]. Il rejette l'expression, angiome lipomateux, dans la crainte de voir une confusion s'établir entre le lipome télangiectasique et la variété qui nous occupe. Cependant, cette confusion ne paraît plus guère possible de nos jours, on sait fort bien la différence qui sépare les néoplasmes vascularisés des tumeurs vasculaires d'emblée.

L'angio-lipome et l'angio-fibrome siègent dans le tissu cellulaire sous-cutané et font partie à ce titre des angiomes lipogènes de Virchow; mais tous les angiomes lipogènes ne sont pas forcément des angio-fibromes ou des angio-lipomes.

Ils constituent des tumeurs circonscrites et lobulées, surtout les angio-lipomes. Ce sont ces lobules

---

1. *Wiener Mediz. Woch.*, 1861, n°ˢ 48-49.
2. *Traité des Tumeurs*, II, p. 199.
3. *Pathol. des Tumeurs*, trad. Aronssohn, 1876, p. 104.
4. *Étude sur l'Angiome simple sous-cutané circonscrit*, Th. de Paris, 1873, n° 95.

que décrivait peut-être Porta sous le nom de granulations (Ch. Monod). A la coupe, ils offrent une nuance plus ou moins jaunâtre suivant l'abondance relative du tissu fibreux ou adipeux. On dirait du foie de veau resté longtemps à l'étal (Trélat).

L'examen microscopique montre les lésions bien connues de l'angiome simple ou caverneux.

Le stroma est tantôt purement fibreux (Le Dentu[1], Terrillon[2], Notta[3]), tantôt fibro-adipeux (Rivington[4], Perrin de la Touche[5]), tantôt adipeux presque pur (les angiomes de l'orbite, en particulier). Les vésicules graisseuses qui entourent les capillaires ou les cavernes forment de petits lobules ; quelques-unes viennent soulever l'endothélium des vaisseaux ou des cavernes et faire hernie dans leur intérieur (Ch. Monod, Richardière[6]). Suivant le siège de la tumeur on peut y trouver encore d'autres éléments : fibres musculaires striées (Le Dentu, Magon[7], Bellouard[8]), fibres musculaires lisses (Trélat[9]). Elle siégeait dans ce dernier cas à la fourchette vulvaire. Bousquet[10] a signalé la présence des mêmes fibres dans un cas d'angio-lipome du dos de la main. L'un de nous les a rencontrés aussi en grande abondance dans un angiome de la même région (De Bovis). Ces

1. *Cliniques chirurg.*, Paris, 1892, p. 239.
2. *Progrès médical*, 1884, p. 983.
3. *Bull. et Mém. Soc. Chir.*, 1877, p. 664 et 704.
4. *Lancet*, 17 oct. 1877, II, p. 608.
5. *Bull. Soc. Anat.*, avril 1888, p. 441.
6. *France médicale*, 1881, I, p. 552.
7. *Bull. Soc. Anat.*, 1875, p. 205.
8. *Ibid.*, 1878, p. 539.
9. *Progrès médical*, 15 mai 1877.
10. *Bull. et Mém. Soc. Chirurgie*, 1887, p. 419.

fibres lisses provenaient, comme dans le cas de Trélat, de la paroi hypertrophique des veines.

Ces sortes d'angiomes sont plus souvent simples que caverneux ; la forme circonscrite est aussi la plus commune : de là le nom que leur a donné Ch. Monod. On ne trouve enfin que peu de vaisseaux à leur périphérie ; leur extirpation a pu se faire à sec, en quelque sorte, dans bien des cas. Mais on rencontre des exceptions à toutes ces règles.

La lobulation, qu'on retrouve en général dans cette variété, serait due, d'après Virchow, à son siège ; les lésions prendraient le dispositif du tissu adipeux, dans lequel elles se développent. Quant à sa limitation, elle provient sans doute de ce fait que la graisse sous-cutanée oppose, en quelque sorte, une barrière aux progrès de l'angiome. Avec Ch. Monod et le professeur Lannelongue, à l'encontre de J.-A. Wyeth[1], nous pensons que la lipomatose est secondaire et que c'est là un processus de guérison naturel de l'angiome[2]. On peut rapprocher de cette théorie le fait de M. Quénu[3], qui a vu un gros lipome se développer au-dessous d'un nævus vasculaire de la grande lèvre, chez une petite fille nouvellement née.

On peut trouver enfin, dans les angio-fibromes ou lipomes, des phlébolithes (Tillaux[4], Bellouard[5]), et des fibres nerveuses atteintes de névrite (Ch. Mo-

---

1. *Encycl. internat. de Chir.*, III, p. 475.
2. Cfr. Thèse Sénac, Paris, 1884, n° 84, p. 24.
3. *Bull. et Mém. Soc. Chir.*, février 1890.
4. *Ibid.*, 10 mars 1875.
5. Soc. Anat., déc. 1878.

nod[1]). Sur une pièce de Schewartz [2], un filet nerveux traversait la tumeur et lui abandonnait quelques rameaux.

Angio-lymphangiome. — Ce sont MM. Lannelongue et Achard qui ont surtout attiré notre attention sur cette association [3].

Déjà dans quelques kystes lymphatiques on voit les capillaires pariétaux offrir une tendance angiectasique. Mais certains faits semblent démontrer qu'il peut y avoir plus. Pour quelques auteurs l'éléphantiasis télangiectode ne serait qu'une combinaison d'altérations lympho-vasculaires [4]. Barling [5] a vu, chez un enfant, un nævus vasculaire de la langue coexister avec la macro-glossie. Les observations de Lücke, Baldy, Bryant, seraient, d'après MM. Lannelongue et Achard, des exemples d'angio-lymphangiome vrai. A ces faits on peut en ajouter quelquesuns d'une authenticité plus douteuse (de Larrabrie et Variot[6], Weill[7], Nasse[8]).

Cette variété est donc extrêmement rare. Elle se reconnaît à la présence des altérations communes

1. *Bull. et Mém. Soc. Chir.*, 1879, p. 652.
2. Soc. Anat., 1878, p. 107.
3. *Traité des Kystes congénitaux*, p. 297 et seq. Voyez aussi Lannelongue et Ménard, *Traité des affections congénitales*, I, p 644 et Observations de Reverdin et Buscarlet, in *Revue méd. Suisse Romande*, 1893.
4. J.-A. White, *Encyclopédie internat. de Chirurgie*, III. p. 16.
5. *Brit. Med. Journ.*, 1889, I, p. 249.
6. *Journal de l'Anatomie*, 1880 et de Larrabrie, Thèse de Paris, 1882.
7. *Prag. Med. Woch.*, 12 mai 1887.
8. *Archiv. von Langenbeck*, 1889.

de l'angiome et du lymphangiome ; télangiectasie d'une part, dilatations lymphatiques et kystes d'autre part.

Angio-kératome. — Mibelli[1] et Dubreuilh[2] ont décrit, dans ces dernières années, des petites tumeurs semblables à des verrues vulgaires ; mais, au-dessous de leur revêtement corné transparaît un fin réseau vasculaire. Secheyron[3] avait déjà publié, en France, dès 1886, une observation de ce genre.

D'après Török[4] et Pringle[5], le système lymphatique serait également intéressé et le premier lui a donné le nom d'hémato-lymphangiome capillaire variqueux. Darier[6], cependant, a simplement noté l'hypertrophie papillaire du derme et la télangiectasie de ses vaisseaux sanguins.

Quoi qu'il en soit, l'angiokératome mérite de prendre son rang parmi les nævi vasculaires et l'hyperkératose serait une sorte de trouble trophique engendré par l'angiome. Dans une observation de Brocq elle était nettement secondaire[7].

Angiomes-ossifiants. — Luecke et Recklinghausen[8] ont observé des productions osseuses à l'intérieur d'un angiome du maxillaire supérieur, dont le point de départ avait été l'antre d'Highmore. Ils ont décrit ce fait sous le nom d'angiome ossifiant. MM. J. et

1. *Giorn. ital. delle Mal. vener.*, XXVI, 2, 1891.
2. Soc. fr. de Dermatol., nov. 1892.
3. *Arch. gén. de Méd.*, 1886, II, p. 418.
4. *Brit. Journal of Dermatol.*, 1890 et 1891.
5. *Ibid.*, oct. 1891.
6. Soc. fr. de Dermat., 1890.
7. *Ibid.*, séance du 7 juillet 1892.
8. *Wien. Mediz. Woch.*, avril 1889, p. 325.

Ch. Audry[1] ont vu quelque chose de semblable;
dans un angiome total du membre supérieur, il
existait à la face postérieure de l'avant-bras plusieurs
petits noyaux *osseux indépendants*, simulant des
phlébolithes.

1. *Arch. prov. de Chir.*, 1892.

CHAPITRE V

PHYSIOLOGIE PATHOLOGIQUE

Sommaire. — Le sang des angiomes. — Couleur de la tumeur.
— Conditions qui régissent la circulation sanguine dans l'angiome : conditions physiques, anatomiques, pathologiques ;
rôle du système nerveux. — Influence des angiomes sur les
circulations voisines.

Nous avons déjà vu qu'une question fort débattue
a été celle du siège exact des angiomes dans le système vasculaire périphérique. Cruveilhier[1], au nom
de l'anatomie, n'admettait qu'une seule variété : l'angiome capillaire ; et, s'il en faisait une tumeur veineuse, c'est que, d'après lui, le sang des capillaires
était déjà un sang veineux. Roux[2], puis Follin[3], se
basant sur la clinique et l'anatomie, distinguaient
l'angiome artériel, veineux et mixte, selon qu'il occupait les dernières ramifications artérielles, veineuses
ou les capillaires. La classification de Gerdy[4], beaucoup plus compliquée, se réduit en somme à ces

1. *Traité d'Anat. path.*, III, p. 879.
2. *Dict. en 30 vol.*, XXIX, p. 824.
3. *Traité de Pathol. ext.*, I, p. 207.
4. *Chirurgie pratique*, II, p. 489. Paris, 1852.

trois termes. P. Broca[1] les admet, tout en reconnais-
sant l'impossibilité de les déterminer histologique-
ment. Virchow[2], après avoir décrit l'angiome caverneux et l'angiome simple, reconnaît l'existence d'un
angiome variqueux ou veineux. De nos jours, l'anatomie pathologique ne laisse plus de doute sur le
rôle prépondérant du système capillaire.

*Les lésions artérielles ou veineuses ne sont le plus
souvent que des lésions surajoutées; le fait initial, pri-
mordial, est presque toujours une télangiectasie capillaire.* On a étendu, en raison de leurs caractères, la
définition de l'angiome jusqu'à un certain nombre
de tumeurs vasculaires veineuses. Mais il ne faut
pas pousser à l'extrême cette assimilation et le sang
des angiomes a la plupart du temps les mêmes qua-
lités que celui des capillaires.

Les termes artériels et veineux ont servi encore,
en clinique, à spécifier la couleur d'un angiome. Cet
usage nous serait indifférent s'il n'y avait là qu'une
simple convention ; mais on a voulu établir une relation entre la couleur, le siège et l'évolution des nævi.

D'après Roux, Gerdy, Vidal, P. Broca, etc., le nævus rouge contenait du sang artériel, avait des tendances envahisssantes et s'étendait surtout du côté
des artères ; le nœvus violacé ou bleuâtre contenait
du sang noir, était plus volontiers stationnaire ou
bien gagnait les veines. On donnait ainsi à la couleur des angiomes une importance clinique considérable.

1. *L. c.*, p. 173.
2. *Pathologie des Tumeurs*, trad. Aronssohn, Paris, 1876.
IV, p. 110.

En est-il bien ainsi ? D'après M. Quénu, la couleur de l'angiome tient à la vitesse plus ou moins grande de sa circulation : rapide, elle ne permet pas au sang de se désoxygéner ; lente, elle laisse au contraire cette transformation s'accomplir : d'où la présence d'un sang plus ou moins coloré dans l'intérieur des vaisseaux. Virchow, de son côté, fait remarquer que la couleur d'un nævus est d'autant plus claire qu'il est plus superficiel. Deux autres facteurs interviennent encore selon nous : l'épaisseur de la couche sanguine vue par transparence, et le degré de transparence des tissus sus-jacents. Ces deux facteurs nous expliquent pourquoi les nævi variqueux et les angiomes des muqueuses sont le plus souvent bleuâtres : les premiers offrent d'habitude de vastes lacunes et les seconds ne sont recouverts que par un tissu fin et d'une transparence bien connue. La marche des angiomes nous offre une nouvelle preuve de ce que nous avançons : c'est chose commune de voir un nævus rouge, en voie d'accroissement, prendre une teinte plus foncée ou même devenir bleuâtre.

La couleur d'un angiome ne permet donc de préjuger ni de sa qualité, ni de son évolution. Trop de facteurs dissemblables concourent à la lui donner. Pour achever cette démonstration, bornons-nous à citer le cas de Haynes[1] : un enfant de trois mois portait deux petites tumeurs sublinguales de coloration bleuâtre : la ponction de l'une d'elles laissa couler un peu de sang noir ; celle de l'autre fournit

1. *New York med. Journ.*, 1885, p. 689.

un sang rouge, rutilant, comme du sang artériel.

La circulation des angiomes est une question plus complexe encore. Comme l'a fort bien dit M. Quénu, « la communication artério-veineuse, plus ou moins large, plus ou moins facile, domine la circulation des angiomes ». Il suffit, pour le pressentir, de comparer ensemble l'anévrysme cirsoïde, l'anévrysme artério-veineux et l'angiome. Partout, on voit artères et veines se dilater, s'épaissir, devenir variqueuses : les lésions partent d'un point commun, siège initial du processus pathologique, et remontent vers le centre.

Mais cette extension se produit tantôt du côté des artères, tantôt du côté des veines, tantôt des deux côtés à la fois. La circulation des angiomes ne s'accomplit pas en effet dans des conditions toujours identiques. On s'explique ainsi les propositions contraires formulées à leur sujet. Follin [1], par exemple, considérant leurs vaisseaux gorgés de sang, croyait qu'il y avait stase à leur intérieur. Cornil et Ranvier [2], de leur côté, déduisaient, de la rareté des leucocytes, que le sang devait y circuler très activement.

L'angiome, en effet, interpose entre les artères et les veines des voies plus larges, mais aussi plus tortueuses. Ces deux conditions, de nature contraire, pourront se neutraliser l'une l'autre et l'angiome demeurera indéfiniment stationnaire. Mais l'équilibre peut se rompre ou ne jamais exister. Le sang circule alors plus ou moins librement, encombrant et dilatant, selon le cas, le réseau veineux ou le ré-

1. *Traité de Pathol. ext.*, I, p. 206.
2. *Manuel d'Hist. pathol.*, I, p. 286.

seau artério-capillaire. La pression augmente avec la surcharge et elle est parfois très considérable : dans le cas peut-être exagéré de Lamorier, rapporté par Boyer, une simple piqûre faisait jaillir le sang à deux pieds de distance.

Quand la circulation d'un angiome devient anormale, il en résulte toujours une entrave à l'écoulement du sang, soit en amont, soit en aval de lui. On observe ici un phénomène semblable à celui qui se passe au cœur dans les cas d'insuffisance ou de rétrécissement valvulaires.

Grâce à leur élasticité et à l'hypertrophie de leurs muscles, les artères peuvent échapper un certain temps aux conséquences pathologiques que nous venons de signaler. Les veines, de leur côté, ont à leur disposition de nombreuses voies de dérivation qui leur permettent d'avoir moins à craindre ces surcharges sanguines, ces pressions exagérées. Aussi l'hypertrophie de leurs parois est-elle souvent nulle ou très limitée. Il n'en est pas moins vrai cependant qu'elles peuvent être atteintes, alors que les artères sont absolument indemnes[1].

Si les choses restent en l'état, on peut dire que la lésion est compensée, et ces hypertrophies vasculaires méritent bien le nom de providentielles, que Beau donnait à celles du cœur.

Mais le surmenage continu des parois artérielles ou veineuses ou des troubles circulatoires accidentels peuvent mettre un terme à ce nouvel équilibre. L'hypertrophie compensatrice devient insuffisante

---

1. Cfr. *Anatomie pathologique* : Complications.

ou fait place à la dégénérescence : les lésions gagnent de proche en proche[1], les vaisseaux deviennent variqueux et on assiste finalement à une véritable *asystolie périphérique*.

Mais bien d'autres facteurs interviennent qui ne laissent pas aux phénomènes l'ordre et la précision schématique que nous avons mis dans leur esquisse.

Nous n'avons eu en vue jusqu'ici que les facteurs mécaniques ou anatomiques de ces désordres. Il en est d'autres de nature physiologique ou pathologique. Leur importance est considérable et elles jouent le rôle de causes prédisposantes ou déterminantes.

Au nombre des premières, il faut placer les prédispositions individuelles, résumées par P. Broca[2] dans l'expression de « diathèse vasculaire ». L'arthritisme, l'artério-sclérose, l'hémophilie ne seraient que des modalités de cette diathèse. Elles agiraient en altérant les parois des vaisseaux par une sorte de dystrophie : ceux-ci perdraient ainsi la faculté de

1. Elle atteint quelquefois le cœur. Israel (*Archiv f. Klin. Chir.*, XXI, Bd. 1, p. 109, 1877) relate le cas d'une petite fille de 9 ans, atteinte de phlébartériectasie du membre inférieur, consécutive à un nævus. Elle offrait en même temps de l'hypertrophie et de la dilatation des cavités droite et gauche du cœur, de l'hypertrophie du foie et de la rate. L'amputation de la jambe, devenue nécessaire, eut pour résultat de diminuer le volume du cœur et des viscères abdominaux. — Bruns a observé une dilatation du cœur consécutive à celle des carotides, due elle-même à un angiome naso-frontal devenu rameux (Congrès des Chirurg. allemands, in *Mercredi médical*, 1891, n° 14, p. 179).
2. P. Broca, *l. c.*, p. 195 et 210.

supporter sans faiblir les conditions circulatoires anormales créées par l'angiome.

Au nombre des secondes il faut placer les troubles vaso-moteurs. Il en est de physiologiques, tels que les cris, efforts, émotions, etc., qui produisent de perpétuelles oscillations dans la tension sanguine du corps tout entier ou de certaines régions. Il en est aussi de pathologiques. Nous avons parlé de cette jeune fille, hystérique et sujette à des poussées d'urticaire, chez laquelle Vidal trouve une télangiectasie généralisée des deux membres supérieurs. Gaston[1] signalait récemment un cas analogue et héréditaire consécutif à des hémiplégies. De même, on a noté la coexistence de l'angio-kératome avec les angelures ou l'asphyxie locale des extrémités (Thibierge[2], Max Joseph[3]. Cruveilhier[4] a vu un angiome du bras prendre, chez une vieille femme hémiplégique, et du côté paralysé, un développement énorme.

Il n'est peut-être pas sans intérêt de rappeler ici qu'Obici et Albertoni[5], et avant eux P. Broca[6], ont observé des hémarthroses sur les membres paralysés à la suite de lésions encéphaliques. Obici les considère comme la conséquence d'un trouble trophique des parois vasculaires, et Albertoni comme l'effet d'une paralysie vaso-motrice. Nous pensons que la

1. Soc. dermat. et syph., 8 février 1894.
2. Soc. franç. de Dermat., 10 nov. 1892.
3. Soc. de Méd. de Berlin, séance du 30 mars 1892. in *Mercredi méd.*, 1892, p. 178.
4. *Atlas d'Anat. path.*, XXX, pl. 5.
5. *Bolletino delle Scienze Med.*, août 1893.
6. *Bull. Soc. anat.*, 1852.

théorie des troubles trophiques d'Obici peut être invoquée ici et qu'elle est capable de jeter quelque lumière, soit sur la pathogénie, soit sur la physiologie pathologique des angiomes.

Les ectasies vasculaires, surtout quand elles s'étendent à de vastes territoires, constituent un véritable appel sur le sang des régions voisines. Il en résulte que la masse circulante est relativement plus grande dans les parties angiomateuses. C'est là peut-être la clef des modifications fonctionnelles ou anatomiques groupées sous le nom de troubles trophiques par Trélat et Monod[1], Duzéa[2], Duplay[3]. Ces érythèmes, ces hyperhydroses, ces allongements ou hypertrophies du squelette tiennent sans doute à une irrigation plus riche. Les lésions nerveuses périphériques existent certainement et nous les avons signalées au niveau ou au voisinage des nævi, mais, à moins d'admettre des lésions ascendantes, on ne peut expliquer par elles les désordres très étendus qu'on observe quelquefois. Leurs caractères, leurs rapports avec la situation et l'étendue de l'angiome, leur absence dans les nævi pigmentaires, etc., semblent bien établir qu'il y a là plus qu'une simple coïncidence. Quant au mécanisme de l'action de ces angiomes, sur les os en particulier, il doit être celui qu'a indiqué Duzéa. Depuis les démonstrations de Duhamel, Flourens, Ollier, tout le monde connaît le rôle capital des zones juxta-épiphysaires dans le dé-

1. *Arch. gén. de Méd.*, 1869, I, p. 536.
2. Thèse de Lyon, 1886.
3. *Gaz. hebd.*, 1892, 11 juin, n° 24, p. 285.

veloppement des os. L'hyperactivité circulatoire qui
accompagne les angiomes étendus retentirait sur
eux, d'où l'exagération de leur travail ostéogénique.
On peut rattacher à une cause analogue les hyperostoses qu'on observe sur les os sous-jacents aux
angiomes de la face.

Nous avons vu, par contre, le squelette faire pour
ainsi dire défaut dans certains angiomes congénitaux
énormes (Arved Fax, Lamorier, Chassaignac). Il est
à supposer que ces vastes et précoces malformations
vasculaires troublent profondément le développement
intra-utérin, ou que l'ensemble de ces désordres
reconnaît une même influence tératologique. D'ailleurs l'angiome, avons-nous déjà dit, peut être un
obstacle au cours du sang et par suite à la nutrition : de là ces phénomènes de stase, ces œdèmes,
ces ulcératious dystrophiques qu'on rencontre souvent dans les nœvi généralisés.

CHAPITRE VI

PATHOGÉNIE

Sommaire. — Insuffisance de la pathogénie générale des tumeurs appliquée à l'angiome. — L'angiome vrai est une malformation congénitale, due à un processus actif. — Sa genèse trouve en partie son explication dans le développement des pseudo-angiomes. — Facteurs embryonnaires ou intra-utérins qui favorisent l'angiomatose : théorie de Virchow. — Théories pathogéniques diverses.

On ne peut songer à faire aux angiomes l'application des doctrines actuelles sur la pathogénie des tumeurs. Les théories dyscrasiques, irritatives ou microbienne, la belle conception de la spécificité cellulaire sont ici insuffisantes. On ne peut non plus les considérer comme un processus morbide ou pathologique vulgaire : leur caractère congénital s'y oppose.

L'angiome est en effet congénital. Cette affirmation n'est pas neuve : mais nous la transformerions volontiers en celle-ci : l'angiome *vrai* est toujours congénital.

On cite cependant nombre d'angiomes acquis. Si on en excepte ceux que leur situation ou leur profondeur ont pu faire longtemps méconnaître on constate que les autres sont simplement des états angiectasiques *secondaires, des pseudo-angiomes.*

Dans une première série de faits sont les pseudo-angiomes traumatiques. Sans nier l'influence du trauma, comme cause aggravante, nous doutons qu'il puisse créer à lui seul un angiome vrai. Il s'agit dans ces cas d'une plaie, d'une ulcération, dans lesquelles l'inflammation produit un travail plastique exagéré qui aboutit à constituer une sorte de chéloïde ou d'ulcère télangiectasique. Ces lésions pourront récidiver (Guyon[1]), comme il arrive quelfois à l'angiome, mais leurs caractères histologiques sont bien différents : on ne trouve que des capillaires embryonnaires, friables, plongés dans un tissu enflammé[2].

Dans d'autres circonstances, l'apparition des nœvi ou de télangiectasies qui leur ressemblent paraissent sous la dépendance du système nerveux (cas de Vidal) ou d'une dyscrasie vasculaire spéciale, dont l'hémophilie est un symptôme (Wickham Legg[3]).

C'est aussi, sans doute, à une dystrophie qu'il faut attribuer ces angiomes tardifs décrits chez les vieillards par Cruveilhier et P. Broca. Il ne s'agit pas ici d'un processus actif, local, comme dans les vrais nœvi, ou même dans les pseudo-angiomes traumatiques, mais d'une altération sénile frappant les veinules du derme, qui deviennent variqueuses. Nous

1. *Bull. Soc. Anat.*, 1873, p. 520.
2. *Case of traumatic angioma*, par Léonard A. Bidwell, *Brit. Med. Journal*, 22 avril 1893, p. 884. — Cf. Veillet, Thèse Paris, 1894-1895, nº 323.
3. *Ibid.*, 17 mars 1888, p. 584.

sommes donc en présence de simples varices : et Cruveilhier le pensait bien quand il les appelait des « varices capillaires. »

Certaines télangiectasies qu'on a groupées quelquefois dans le cadre des angiomes devraient être au contraire placées à leurs antipodes, pour ainsi dire. Telles sont, par exemple, les tumeurs vasculaires du méat chez la femme : leurs vaisseaux ne s'ectasient et ne prennent le caractère caverneux que grâce à la hernie de la muqueuse, qui s'étrangle et amène ainsi la congestion passive, et la dilatation mécanique de son réseau nourricier. Tels sont encore certains polypes ou fibromes vasculaires des fosses nasales ou d'ailleurs; le mécanisme de l'état caverneux diffère peut-être, mais il est toujours de nature passive : la faiblesse des parois vasculaires, les exagérations de la pression intérieure, etc. paraissent en être les principaux facteurs.

La notion exacte de l'angiome, *processus actif*, nous permet de nous débarrasser de tous ces produits hybrides. Elle est due à Virchow et mérite, par son importance, quelqu'attention. Il est infiniment probable en effet que des vaisseaux de nouvelle formation accompagnent le développement et les progrès de l'angiome ; la matrice embryonnaire qui les limite ou le tissu de granulations qu'on trouve parfois à leur intérieur ne sont sans doute pas étrangers à ce processus. De plus, les capillaires ne sont pas seulement dilatés, ils sont encore hypertrophiés : il en est de même des artérioles et des veinules. Tous ces faits indiquent dans l'angiome une activité vitale qu'on ne trouve guère dans les ectasies passives.

L'angiome vrai doit donc être distingué avec soin des pseudo-angiomes, varices, boutons hémorrhoïdaux, télangiectasies d'origine et de nature diverses.

La notion seule de l'origine congénitale nous conduit à l'envisager comme une malformation, une monstruosité, une déviation tératologique du type vasculaire normal. De toutes les théories sur l'origine des tumeurs, on ne peut donc retenir ici que l'hypothèse de Conheim. Mais il faut, en l'espèce, lui faire subir une variante. Dans l'esprit de Conheim, le néoplasme résulte de l'évolution vicieuse du tissu embryonnaire inclu dans des organes déjà adultes. Pour l'angiome, au contraire, la malformation est contemporaine de leur développement.

Cette façon de comprendre l'angiome trouve un appui dans un certain nombre de rapprochements. Les angiomes craniens s'accompagnent quelquefois d'arrêts de développement tellement marqués qu'on est tenté de considérer les premiers comme les contemporains de ces désordres plutôt que comme leurs fauteurs.

On peut citer quelques exemples, peu nombreux il est vrai, mais assez démonstratifs, dans lesquels des malformations diverses accompagnaient l'angiome. On voit assez souvent celui-ci coexister avec des lésions congénitales telles que lipome, lymphangiome, molluscum, nævi pigmentaires, etc. Des exemples nombreux en sont rassemblés dans le mémoire de J. Reboul. Chez certains malades, on voit des angiomes couvrir des surfaces énormes ou exister en très grand nombre : ce sont précisément et le plus souvent des angiomes dont l'importance pathologique est presque nulle et laissent seul en évidence leur caractère de monstruosité.

Reste à savoir maintenant par quel mécanisme se produisent ces *anomalies vasculaires, cette angiomatose*. La solution de ce problème nous sera fourni, en partie du moins, par ces formes angiomateuses bâtardes, à qui nous refusions tantôt, pour ainsi dire, le droit de cité.

Certaines d'entre elles, nous l'avons dit, succèdent à des traumatismes, à des inflammations, ou bien se développent au niveau de cicatrices malades. Leur pathogénie est sans doute la suivante. Les vaisseaux embryonnaires, chargés du travail de réparation, conservent ou exagèrent le type qui leur est propre : les bourgeons vasculaires, loin de s'affaisser, de s'atrophier, une fois leur tâche remplie, persistent ou même s'accroissent. Les influences qui amènent ce résultat sont sans doute de natures diverses. Le défaut de résistance des parois, surchargées d'éléments embryonnaires, les troubles vaso-moteurs, la stase sanguine, les irritations continuelles peuvent agir séparément ou de concert pour transformer le capillaire jeune en télangiectasie, et leur masse totale en quelque chose d'analogue à l'angiome. C'est du moins ce qui paraît s'être passé dans la muqueuse utérine d'une femme, dont M. Quénu citait tout récemment le cas à la Société de Chirurgie[1]. C'est ce qu'on voit tous les jours dans une foule de tumeurs bénignes ou malignes subissant la transformation télangiectasique ou caverneuse.

---

1. Soc. de Chirurgie, novembre 1893.

Si nous appliquons ces données au fœtus pendant la vie embryonnaire, nous pourrons entrevoir le mécanisme de l'*angiomatose*. Comme Virchow l'a très bien vu et magistralement exposé, l'angiome a une prédilection marquée pour les régions des anciennes fissures branchiales ou des fontanelles. De là cette proportion énorme des angiomes céphaliques. Les fissures embryonnaires ne s'oblitèrent en effet que par le développement d'un certain nombre de bourgeons : nasal, frontal, maxillaire, etc... Entre eux et le bourgeon charnu, expression banale de tout travail plastique, les différences sont presque nulles. Même richesse, même disposition des vaisseaux, même fragilité de leurs parois, qui plongent dans un stroma embryonnaire ou différencié de la veille seulement.

Mais chez l'embryon il y a en plus cette énergie vitale, cette poussée vasoformative, nécessaire à son accroissement, et qui fait du tissu des régions fissuraires un tissu éminemment propre à subir toutes les influences et à en conserver les traces. Qu'une inflammation, ou qu'une augmentation de pression quelconque survienne et l'on verra les vaisseaux en voie de développement s'accroître, se distendre et constituer un angiome, comme la chose se passe à peu près sous nos yeux chez l'adulte. Les causes de ce résultat, nous les devinons beaucoup mieux que nous ne les connaissons : ce sont les inflammations de l'œuf, les maladies fœtales, si peu connues encore, le trauma intra-utérin, souvent mentionné à l'étiologie des nævi, les troubles circulatoires maternels. Et à ce dernier point de vue on est amené à se demander si les idées anciennes étaient aussi ridicules qu'elles semblent au premier abord. L'expression d'envies serait la traduction populaire des troubles circulatoires maternels. Il est vrai d'ajouter que, sur ce fond raisonnable, se sont édifiées les conceptions les plus fantaisistes.

L'angiome vrai n'est donc pas une malformation d'arrêt, mais une exagération de développement. Une preuve assez nette en est fournie par une observation de Vanlair[1] : la persistance de l'artère hyaloïdienne et de ses branches avait transformé une partie du corps vitré en une « efflorescence télangiectasique ».

Le mécanisme de formation des angiomes, tel que nous venons de l'exposer, peut nous expliquer aussi la rareté des concomitances tératologiques. Plusieurs monstruosités sont, en effet, la conséquence d'un arrêt dans l'évolution normale du corps : leur présence implique donc la cessation du travail plastique qui est une des premières conditions du développement des angiomes.

Les angiomes des membres ont sans doute une pathogénie analogue à celles des angiomes fissuraux. Ils peuvent occuper tout un membre (cas d'Audry[2], angiome profond de la totalité du membre supérieur). On les voit souvent, aussi, occuper les régions voisines des articulations. Virchow l'a bien vu, mais n'en a tiré aucune conclusion. Si l'on se rappelle que c'est au voisinage des articulations que

---

1. VANLAIR, *Arch. de Physiol.*, 1880. p. 459.
2. AUDRY, *Arch. provinciales de chirurgie.* 1883.

se trouvent les zones actives du développement des membres, on ne sera pas étonné que cette hypervascularisation locale se traduise quelquefois par des productions angiomateuses. La richesse vasculaire des doigts et leur origine embryonnaire assez précoce expliquent aussi la présence assez commune des angiomes dans cette région. La pression ici peut jouer un rôle. En effet chez la petite fille d'une angiomateuse (celle dont nous avons déjà parlé et qui présentait de temps à autre du purpura), nous avons noté un angiome du médius exactement limité à la face palmaire et à la face externe. L'index mis en contact avec ce médius limitait la partie supérieure de l'angiome qui occupait toute la longueur du doigt. Dans un autre cas que nous venons d'observer, il y avait un nævus de la face dorsale du quatrième et du cinquième doigt avec une flexion congénitale phalango-phalangienne du petit doigt.

En résumé, le développement des angiomes est soumis à une triple influence : locale, irritative et circulatoire. Certaines régions sont, du fait de leur développement, un terrain tout propice; mais il faut encore des causes irritatives pour amoindrir la résistance des parois, et des troubles circulatoires pour en triompher. La réunion fortuite de ces trois facteurs entraînera la production d'un nodule angiomateux plus ou moins étendu. Celui-ci pourra réagir à son tour sur les tissus environnants dans les conditions que nous avons spécifiées au chapitre précédent.

Cependant l'existence des fissures, des régions juxta-épiphysaires, des fontanelles, etc., ne rendent pas compte de tous les faits observés. L'angiome existe en effet presque partout. On est donc forcé de chercher d'autres causes. Quelques auteurs ont noté les rapports semblant exister entre les nævi pigmentaires ou vasculaires et la disposition des nerfs[1]. Ceux-ci, par l'intermédiaire d'une névrite, produiraient des troubles trophiques ou circulatoires dont la conséquence serait une des lésions précitées. Cette névrite embryonnaire existe-t-elle réellement? ou bien, trouve-t-on des lésions centrales qui l'ont engendrée? Personne n'en sait rien encore et nous ne pouvons voir dans ces idées qu'une hypothèse plus ou moins ingénieuse.

Nous en dirons autant de celles qui tendent à nous présenter l'angiome comme un fait d'atavisme. Plusieurs animaux offrent, en effet, des réseaux vasculaires extrêmement fins et denses, naissant brusquement sur le trajet ou la terminaison d'une artère. Chez les ruminants, en particulier, cette disposition se retrouve au niveau de la carotide interne et à la terminaison de l'ophthalmique. L'angiome pourrait-il être considéré comme le vestige de ces *retia mirabilia*? Ils expliqueraient en tout cas la présence commune d'altérations vasculaires cirsoïdes ou angiomateuses dans l'intérieur de l'orbite et les parties profondes du cou. Les angiomes phlébogènes de Virchow seraient encore justiciables de cette théorie. Mais ce ne sont là encore que des vues de l'esprit, à l'appui desquelles nous ne pourrions apporter aucun fait.

1. CAMPANA, *Vurteljahreschr. f. Dermat. u. Syph.*, 1888, Heft 2.

La pathogénie de l'angiome n'est donc pour le moment qu'un mélange d'hypothèses, de conceptions, d'inductions plus rationnelles peut-être que démontrées : cependant elles ont pour points de départ quelques faits bien observés qui semblent les justifier. En pathogénie, la certitude et le dernier terme de nos inductions sont deux choses à peu près encore impossibles à atteindre. Pour nous en rapprocher, au moins, une étude attentive de la vie embryonnaire et de ses déviations tératologiques serait nécessaire; malheureusement cette étude est fort difficile dans le cas particulier : l'angiome ne se révélant guère qu'une fois constitué.

CHAPITRE VII

SYMPTOMATOLOGIE

Symptômes locaux. — Nous retrouvons ici la
division de Virchow en angiomes simples et angiomes
caverneux. Ces deux types, malgré les nombreux
intermédiaires qui les unissent et les séparent,
ont cependant une physionomie clinique assez
tranchée pour légitimer leur distinction.

I. **Angiomes simples.** — Wardrop[1] et Maunoir[2]
distinguaient les angiomes cutanés, sous-cutanés et
mixtes, c'est-à-dire à la fois cutanés et sous-cutanés.
Mais où classer ceux des muqueuses, du tissu cellulaire profond, des muscles, etc.? Nous engloberons

1. *Medico-chir. Trans.*, 1818, IX, p. 199.
2. *Mémoire sur le fongushématode*, Genève, 1820, p. 76.

sous le nom d'angiomes *superficiels* tous ceux qui ne dépassent pas le tissu cellulaire sous-cutané ou sous-muqueux. Les *profonds* comprendront les autres.

A. ANGIOMES SUPERFICIELS. 1° *Cutanés*. — Les angiomes cutanés, facilement appréciables à la vue, constituent le plus grand nombre des faits observés ; on les désigne communément sous les noms de nævi materni, nævi utérins, signes, envies, etc. Nous les appellerons nævi par abréviation.

A leur niveau la peau offre des nuances très variables, depuis le rose pâle jusqu'au violacé presque noir, en passant par tous les intermédiaires : aurore, rose, amaranthe, écarlate, grenat, violet, etc. — Ces différences de teintes les font désigner souvent du nom d'angiomes artériels ou veineux. Nous savons déjà que leur couleur ne permet pas de préjuger de leur nature ou de leurs tendances : cette expression est donc mauvaise et doit être abandonnée.

Ils pâlissent sous l'influence d'une pression assez forte et un peu prolongée nécessaire surtout pour les nævi anciens [1] ; mais la coloration de la peau ne disparaît jamais complètement. Elle se fonce, au contraire, pendant les cris, les efforts, les attitudes déclives. Le froid a le même effet. La chaleur don-

---

1. L'un de nous a même essayé vainement, chez un malade porteur d'une tache vineuse nettement angiomateuse, d'obtenir cet effet. Il serait intéressant de rechercher si les nævi anciens ne s'accompagnent pas à la longue de lésions pigmentaires plus communes que ne le feraient supposer les rares observations de HORNER, PANAS, BRUNSCHWIG, etc..., et celles de J. ISRAEL (*Soc. de Méd. Berl.*, 26 janvier 1895. *Cfr. Anat. path.*).

nerait au contraire au nævus une teinte plus vive,
plus éclatante.

Les mêmes causes ont une action parallèle sur
leur volume. Le fait est rare cependant ; l'angiome
simple ne jouit que bien rarement de l'érectilité.

Leur forme est tout ce qu'il y a de plus variable.
On peut distinguer deux types principaux : la tache
et la tumeur.

a. La tache ou nævus plan ne forme pas de relief,
ou bien, si celui-ci existe, il perd toute importance
devant l'étendue du nævus. Au palper, il arrive aussi
qu'on ne constate aucune différence entre le nævus
et la peau environnante. Cependant, l'angiome superficiel donne en général une sensation spéciale
d'épaississement, de rénitence qui, à un degré plus
élevé, prend le caractère spongieux. La surface offre
quelquefois une multitude de petits points acuminés,
semblables à la chair de poule, de coloration rou-
geâtre : cet aspect tient à la distension des papilles
et à l'hypertrophie des glandes. D'autres fois, elle
est semée de fines arborisations vasculaires ; tantôt
l'étendue de ces taches est si faible qu'on les a com-
parées à des piqûres de puce. Tantôt elles recouvrent
une moitié de la face, un segment de membre ou tout
un côté du corps : leur coloration rouge vif ou vineuse
leur a valu le nom de « *N. Flammeus*, » taches de
feu, taches de vin. Elles constituent une difformité
assez désagréable à voir. Les plus petites, au contraire, sont, paraît-il, un ornement et, sous le nom
de grains de beauté, elles partagent ce privilège avec
les nævi pigmentaires. Leur teinte va en dégradant
du centre à la périphérie, mais leurs bords ne fusion-

nent pas avec la peau environnante. Elles offrent quelquefois des prolongements, des digitations qui les ont fait comparer à des araignées (N. Araneus).

b. La tumeur, ou angiome tubéreux ne diffère guère du nævus plan que par sa saillie. Elle est circonscrite ou diffuse, sessile ou pédiculée. Sa surface peut être mamelonnée, au point de ressembler très exactement à une mûre, une fraise, une framboise. D'autres fois, elle est absolument lisse et Marjolin[1] présenta à la Société de chirurgie une tumeur nævique qui simulait absolument un bigarreau. Le pédicule varie comme le reste; tantôt son existence est pour ainsi dire virtuelle; tantôt il est allongé et mince. Le professeur Lannelongue[2] en a vu un qui n'avait que deux millimètres d'épaisseur pour une longueur d'un centimètre; la surface de la tumeur était flétrie comme celle d'une cerise à l'eau-de-vie. Certains de ces angiomes pédiculés ont ainsi la plus grande analogie avec le fibro-molluscum. Les tumeurs sessiles reposent quelquefois sur un nævus plan qui les déborde de toutes parts ou même s'enfonce dans le tissu sous-cutané : c'est l'angiome mixte de Wardrop. Nous avons aussi observé un cas d'angiome parsemé d'une série de petites saillies angiomateuses analogues à des grains de groseille rouge.

Taches ou tumeurs existent à l'état isolé ou en plus ou moins grand nombre sur le même sujet. Hutchinson[3] en a compté plus de cent sur le corps d'un même individu et toutes distinctes les unes des

<hr>

1. *Bull. et Mém. Soc. de Chir.*, I, p. 641.
2. *Bull. et Mém. de la Soc. de Chirurgie*, 1881, p. 852.
3. Cité par J.-A. Wyeth, *Encyclop. Intern. de Chir.*, III, p. 480.

autres. Cruveilhier[1], P. Broca ont vu des sujets
qui en étaient couverts. On pense dans ces cas à une
véritable diathèse angiomateuse[2], à une *angiomatose*.
Leur multiplicité va souvent jusqu'à la confluence,
réelle ou apparente : on voit alors, comme dans la
figure que nous donne Alibert[3], les deux bras, les
deux jambes être envahis, ou même encore toute
une moitié du corps (Rayer[4]).

Chez un malade du professeur Duplay, outre un
vaste nævus du membre inférieur, il existait encore
aux lombes et à l'abdomen, du côté droit, des bandes næviques dont la distribution simulait celle des
nerfs de la peau[5]. Dans le cas de la petite fille sus-
indiquée (p. 70), l'angiome occupait le territoire des
nerfs collatéraux des doigts.

2° A. *Sous-cutanés.* — Développés dans la couche
adipeuse, ils se traduisent par une saillie plus ou
moins marquée et une coloration bleuâtre de la peau
sus-jacente ; quelquefois, la peau est envahie par l'angiome et offre les mêmes caractères que ceux indi-
qués plus haut. Mais elle peut garder aussi une apparence absolument normale. On trouve alors une tumeur circonscrite ou diffuse, légèrement spongieuse
et réductible en partie, augmentant ou diminuant
de volume dans les mêmes conditions que plus haut.
Tous ces signes sont malheureusement peu nets,
quelquefois nuls, et le diagnostic s'égare aisément.

1. *Traité d'Anat. path. générale.* II. p. 882.
2. GAUTHIER, Th. de Paris, 1850.
3. *Nosologie naturelle.* p. 250. fig. 4.
4. *Traité des mal. de la peau.* 1827. II. p. 234.
5. *Gaz. hebd.*, 11 juin 1892, n° 24. p. 528.

3° *Angiomes des muqueuses externes*. — Ils offrent en général une teinte bleuâtre ; Porta en a trouvé dix-neuf de cette nuance sur vingt-sept. Or ces angiomes ne diffèrent pas ici de ce qu'ils sont à la peau et leur coloration est due vraisemblablement à la finesse de la muqueuse ; la masse sanguine transparaît dans toute son épaisseur ; de là leur teinte foncée. Quand ils offrent une coloration rouge, ils se distinguent mal du reste de la muqueuse ; mais leur relief, l'aspect plus foncé et plus opaque, en quelque sorte, de leur muqueuse, son épaississement permettent vite d'apprécier leurs limites. Ils s'étendent volontiers en nappe ; tantôt ils se continuent directement avec les angiomes cutanés, comme aux lèvres, tantôt ils sont indépendants. Ils forment aussi de petites tumeurs circonscrites. Martel[1] a enlevé un angiome de la langue de la forme et de la grosseur d'une aveline.

B. ANGIOMES SIMPLES PROFONDS. — Nous sommes forcés de les passer sous silence. Leur symptomatologie est des plus vagues. Ils sont rares d'ailleurs ou plutôt n'attirent que rarement l'attention, avant d'avoir subi la transformation caverneuse.

Les symptômes fonctionnels ou subjectifs, engendrés par l'angiome simple, sont ordinairement nuls. Ils constituent simplement une difformité plus ou moins apparente. Nous reviendrons d'ailleurs, après l'étude des formes caverneuses, sur les rares désordres qu'ils peuvent causer.

II. **Angiomes caverneux**. — Ils succèdent aux pré-

---

1. *Bull. et Mém. Soc. de Chir.*, 27 mars 1889, p. 272.

cédents. L'angiome caverneux primitif ou congénital est un fait exceptionnel; Virchow n'a pu en réunir que trois cas. Dans un cas de Rice [1], la tumeur fut en raison de son volume une cause de dystocie.

Leur siège est le même que pour les nævi plans ou tubéreux dont ils dérivent. Mais leur surface est toujours saillante sous forme de tumeur circonscrite ou diffuse. Ce dernier cas est même le plus commun (Demarquay [2]).

A. CAVERNEUX, SUPERFICIELS. 1° *Cutanés.* — Cette variété offre souvent la plus grande ressemblance avec certains fruits. Leurs cavernules, distendues par le sang, forment de petites bosselures qui simulent des baies. La peau qui les recouvre est amincie et laisse facilement transparaître la couleur du sang. Aussi offrent-elles en général une teinte foncée.

Ces tumeurs sont réductibles, mais incomplètement. Elles peuvent donner alors la sensation classique du paquet de vers, comme dans le varicocèle. Mais, le plus souvent, on perçoit seulement une masse plus ou moins inégale, spongieuse, offrant çà et là des points durs, ramollis ou même fluctuants. L'affaissement de la tumeur s'accompagne quelquefois du gonflement brusque d'une veine du voisinage; chez un malade de M. Quénu, porteur d'un angiome de la région parotidienne, la jugulaire externe se distendait ainsi.

Certains angiomes caverneux possèdent au plus haut point l'érectilité, c'est-à-dire la propriété de devenir turgescents. C'est eux qu'avait en vue Dupuy-

1. *La Clinique*, 1873, p. 40.
2. *Union médicale*, 1861, p. 590.

tren, en décrivant ses tumeurs érectiles. Cette quali-
fication très heureuse doit être gardée, mais seulement pour les angiomes qui la méritent. Elle nous
servira donc à indiquer un type clinique et rien de
plus. Pendant l'érection, ces tumeurs se gonflent
et deviennent violacées. L'érection est active ou
passive ; passive, quand elle succède aux cris, aux
efforts, à la déclivité, etc., qui ralentissent la circulation de retour. Elle est active dans quelques cas
et chez quelques personnes ; il suffit parfois d'attou-
chements externes pour la provoquer ; mais, le plus
souvent, elle résulte d'une excitation psychique
(Virchow). La menstruation, chez la femme, a quelquefois les mêmes conséquences.

En appliquant la main sur une tumeur érectile,
on perçoit quelquefois un mouvement vibratoire qui
se traduit à l'oreille par un susurrus, une sorte de
« *thrill* » à renflement systolique. On a même signalé
un bruit de souffle à leur intérieur ; mais, dans ce cas,
il est bien possible qu'on soit en présence d'un anévrysme cirsoïde au début. Dans les périodes de cal-
me, la tumeur peut présenter des pulsations et de
l'expansion. Mais ce dernier phénomène n'est pas
toujours très apparent. Pour le rendre manifeste, on
recourra au procédé de Richet ; on mouille la surface et on la regarde à contre-jour ; les jeux de la
lumière sur la surface humide permettent d'apprécier des mouvements peu sensibles.

2° *Angiomes caverneux sous-cutanés*. — Leur distribution topographique dans le pannicule adipeux
a permis à Virchow de les diviser en lipogènes et
phlébogènes. Par là, l'auteur allemand n'entend spé-

cifier que leur siège et nullement leur nature. L'angiome lipogène occupe une place indifférente ; le phlébogène, au contraire, paraît siéger le long des veines sous-cutanées.

Un bel exemple nous en est fourni par Hildebrand[1] : tout le long des veines du membre supérieur, jusqu'au cou, se trouvait une série de productions caverneuses ; le sujet, une jeune fille de 18 ans, présentait en outre un énorme cavernome de l'éminence thénar.

Leurs symptômes sont plus ou moins obscurcis par la couche adipeuse qui les entoure. Ils sont cependant plus nets que ceux des angiomes simples sous-cutanés. La peau offre une teinte bleuâtre plus marquée, surtout quand elle est envahie. La réductibilité et l'érectibilité viennent enfin s'ajouter le plus souvent à ces signes.

3° *Angiomes caverneux des muqueuses.* — Leur coloration est presque toujours bleuâtre. La finesse de la muqueuse laisse facilement voir les dilatations variqueuses de leur surface ou de leur voisinage. Elle est en même temps soulevée, hérissée d'une multitude de petites bosselures, d'apparence kystique, qui ne sont autre chose que les réseaux papillaires anormalement développés et transformés en lacs sanguins. Ces productions couvrent les bords de la langue, entourent le collet des dents, déforment les lèvres ou l'entrée des fosses nasales, suivant leur siège et leur volume.

B. ANGIOMES CAVERNEUX PROFONDS. — Leurs carac-

1. *D. Zeitschrift. f. Chir.*, 1890, XXX. p. 85.

tères essentiels : mollesse, état spongieux, réductibilité partielle, érectilité, se retrouvent ici, quand leur volume permet de les constater. Mais bien souvent existe une tumeur vague, mal définie, dont il est impossible de préciser les caractères. Leurs rapports avec les gros troncs veineux peuvent échapper complètement : leurs cavernes inter-communiquantes empêchent le sang de refluer dans une direction unique et l'on croit avoir affaire à des cavités closes. Tous les faits sont loin d'avoir la précision de celui que rapporte M. Reclus[1] : ici, la réductibilité était des plus nettes grâce à la large anastomose qui unissait l'angiome à la jugulaire interne.

Les angiomes musculaires offrent des symptômes encore plus vagues. Liston, Tillaux, Ollier sont les seuls qui les aient trouvés avec une certaine netteté. Tripier a reconnu de même un angiome sous-synovial du genou.

Dans tous les autres faits d'angiomes musculaires ou osseux, le diagnostic n'a été fait qu'avec le bistouri ou le scalpel. Il faut excepter cependant quelques tumeurs craniennes où la minceur des téguments permettait d'apprécier facilement leurs caractères cliniques.

Symptômes généraux, fonctionnels ou trophiques. — Ils sont assez rares; nous ne mentionnerons ici que ceux qui ont un caractère général, réservant les autres pour les régions où on a coutume de les observer.

La plupart des classiques, jusqu'à ces [derniers

1. *Cliniq. et critiq. chirurg.*, p. 299.

temps, s'accordaient à faire de l'angiome une affection indolente. Cette proposition n'est pas absolue. Trélat[1] est le premier à nous en avoir averti.

Avant lui Schuh[2], Image[3], Michaud[4], Demarquay[5], avaient bien mentionné quelques angiomes douloureux, mais aucun n'avait songé à coordonner ces faits. En 1874, Trélat[6] en avait observé consécutivement quatre cas; depuis Terrillon[7], Auber[8], Tillaux[9], etc., en ont rapporté d'intéressants exemples.

Les douleurs sont dues sans doute à la compression et l'envahissement du nerf (Tillaux) ou à la névrite des filets inclus dans la tumeur (Ch. Monod). Mais une coïncidence digne de remarque, c'est que la plupart de ces angiomes douloureux sont des angiofibromes ou angiolipomes circonscrits.

Les angiomes très étendus peuvent retentir sur la nutrition générale. Dans l'observation de MM. J. et Ch. Audry[10], le sujet était tuberculeux; ce n'était probablement qu'une coïncidence: elle est en tous cas à noter. Israël[11] a vu les viscères abdominaux s'hypertrophier, l'état général décliner consécutivement à

1. *Ang. douloureux*, Congrès pour l'avancement des sciences 1874, Lille, et *Progrès médical*, 5 mai 1877.
2. *Wien. Med. Woch.*, 1861, n° 48.
3. *Medico chir. Trans.*, 1859, I, p. 254.
4. *Union méd.*, 1859, I, p. 254.
5. *Ibid.*, 1861, XII, p. 587.
6. Assoc. fr. pour l'avancement des sciences, 1874.
7. *Progrès Méd.*, 1884, p. 983.
8. *Lyon Méd.*, 1886, LIII, p. 113.
9. *Bull. Soc. Chir.*, 1875.
10. *Arch. Prov. de Chir.*, 1892.
11. *Arch. f. Klin. chir.*, XXI, 1877, Bd 1. p. 109, 1892.

une énorme phlébartériectasie du membre inférieur qui avait débuté par un nævus : l'amputation releva aussitôt les forces du malade et les viscères reprirent leurs dimensions normales.

Le foie était un peu gros chez un petit malade de Mac-Leod[1], porteur d'un angiome total du membre supérieur. Dans le service de M. le professeur Lannelongue, nous avons eu l'occasion d'observer une jeune fille de seize ans et demi, qui n'offre guère plus de développement qu'une enfant de onze ou douze ans; elle a en même temps de la tendance aux lipothymies. D'autres auteurs ont signalé encore les menstrues tardives ou la dysménorrhée (Schwartz[2], Audry), l'anémie (Hulke)[3], etc.

M. Duzéa a groupé enfin sous le nom de troubles trophiques un certain nombre de désordres physiques ou fonctionnels, qui semblent eux aussi résulter des modifications de la circulation. On ne les observe en effet qu'avec les nævi très étendus, et leur importance en fait quelquefois une véritable complication·

Ainsi, au niveau même des angiomes, on peut observer la desquamation de l'épiderme, des altérations des poils qui sont plus fins, plus rares, ou même absents dans certains cas, hypertrophiques dans d'autres, de la pigmentation[4], de l'hypertrophie des glandes, etc. Tous ces phénomènes font en quelque sorte partie de la lésion elle-même.

1. *Lancet*, 1er décembre 1888, p. 1066.
2. Congrès de chirurgie, séance du 14 mars 1888, p. 428.
3. *Lancet*, 3 juin 1893.
4. VILLARD, *l. c.*, ED. GEBER, *Viertejahreschrift f. Dermatol.*, 1874, p. 3.

Ils méritent mieux le nom de troubles trophiques quand on les voit se généraliser à tout un membre. Trélat et Monod, Magon [1], Duzéa, Duplay ont vu les poils plus épais, la sudation plus marquée au niveau des régions atteintes. L'hyperhydrose plantaire est un signe presque constant avec les grands nævi du membre inférieur. On a noté encore l'hyperthermie [2], l'hyperesthésie, des crampes, des fourmillements, des ulcérations rebelles. Il est vrai que plusieurs fois coexistaient des varices; mais celles-ci étaient elles-mêmes ou paraissaient être secondaires à l'évolution angiomateuse.

Dans le cas de Tillaux, on observait l'atrophie des muscles thénar et hypothénar. Plus curieux sont encore les troubles observés à distance des nævi : Duzéa a noté de la rougeur et une sensation de chaleur dans une partie ou même une moitié du corps; dans un cas, la sécrétion conjonctivale était beaucoup plus marquée d'un côté que de l'autre, bien que les voies lacrymales fussent intactes. Enfin, le même observateur a vu une fois une mydriase très manifeste; elle était douteuse dans un autre cas.

Les troubles trophiques les plus importants se rapportent au squelette. A la face, on observe déjà des hyperostoses portant sur les os sous-jacents aux nævi : leur localisation à un seul côté peut créer des

1. *Bull. Soc. Anat.*, 1875.
2. W. HULKE a observé dans un cas de l'hypothermie; mais le nævus coïncidait avec un rétrécissement généralisé du système vasculaire du côté atteint (*Lancet*, 16 décembre, 1876, II, p. 857).

asymétries visibles à l'œil nu. Mais, en général, il faut recourir à la palpation ou à la mensuration pour s'en rendre compte ; c'est dire que ces hyperostoses n'ont rien d'excessif ; dans un cas, même, Duzéa a trouvé de l'atrophie. Aux membres, on observe également un épaississement des os : cette constatation se fait bien surtout au tibia ; mais le phénomène le plus saillant est l'allongement. Il peut aller pour la totalité du membre inférieur jusqu'à 5 et 6 centimètres. Les malades n'en sont généralement pas incommodés grâce aux courbures de compensation du rachis. Il n'est pas jusqu'aux phalanges qui ne puissent offrir de pareilles lésions. Dans un cas, l'index gauche, chez un sujet droitier, l'emportait de 3 millimètres sur le droit[1] ; cette anomalie était d'ailleurs la seule que présentât la main.

Duzéa cite encore un cas de *genu valgum* qui reconnaissait pour cause, d'après lui, un angiome très étendu de la face interne du genou.

Ces troubles ostéo-trophiques paraissent bien dus aux angiomes. On ne les rencontre en effet que dans les nævi vasculaires très étendus et superficiels. On ne les observe jamais avec les nævi pigmentaires. Il faut cependant en excepter une observation de Friedreich, qui a noté une hyperostose cranienne en un point correspondant à un nævus pileux[2].

Les parties molles obéissent aussi à l'influence hypertrophique de ces nævi. On les trouve épaissies ;

1. Duzéa, *l. c.*, obs. v.
2. Cité par Trélat et Ch. Monod.

les muscles sont plus volumineux (Murray[1]). Barwell[2]
a noté, cependant, leur atrophie et l'amaigrissement
du membre dans un cas de nævus très étendu, et
bien que l'artère fémorale fût trois fois plus volumineuse que celle du côté sain. Dans l'observation de J.
et Ch. Audry[3], concernant un angiome caverneux du
membre supérieur, le sein et le lobe thyroïde du
même côté étaient plus volumineux. Watson Cheyne[4],
sur un membre inférieur atteint d'un nævus presque
total, a vu les parties atteintes laisser transsuder un
liquide séreux : il en concluait à la coexistence d'un
lymphangiome.

L'angiome caverneux, si nous en exceptons l'observation de J. et Ch. Audry, s'accompagne rarement
de troubles trophiques de cette nature. Ce que l'on
note surtout, ce sont des arrêts de développement,
squelettiques et autres, et qui sont imputables à l'entrave qu'ils apportent à la circulation et à la nutrition des parties. Contentons-nous de rappeler les
exemples déjà cités de Arved Fax, Lamorier, Chassaignac, W, Hulke, etc., et ceux plus récents de
J. Israël[5].

Signalons, enfin, une observation assez curieuse de
Nieden[6]. Une jeune fille de vingt deux ans offrait, depuis quelque temps seulement, des nævi vasculaires
à la face et aux extrémités. Peu à peu se développe une

1. *Brit. Med. Journal.* 4 mars 1893, p. 463.
2. *Lancet*, 16 décembre 1876, p. 857.
3. *Arch. Prov. de Chirurgie*, 1892.
4. *Lancet.* 4 février 1893 et *Soc. Clin. de Londres*.
5. *Soc. de méd. Berl.*, 26 juin 1895. Il y avait aussi chez eux des
phénomènes de paralysie faciale partielle.
6. *Archiv f. Prakt. Angenheilk*, 1887.

cataracte molle. Le cristallin enlevé, la vision, après correction appropriée, devint excellente. Le fond de l'œil était absolument sain. Faut-il voir dans ce fait une altération trophique de l'œil créée par des modifications de la circulation céphalique?

Variétés. — Nous laisserons de côté les associations étranges et les formes plus ou moins bâtardes de l'angiome pour ne nous occuper que de celles dont l'existence est indiscutable et le type clinique insuffisamment tranché.

a. Angio-lipomes et angio-fibromes. — Nous décrirons ensemble ces deux variétés qui offrent au point de vue symptomatique les plus grandes analogies.

On les rencontre surtout en les points du corps où le revêtement fibro-adipeux est abondant : doigts, main, dos, fesses, orbite, etc. Ils sont simples ou caverneux et siègent à toutes les profondeurs : assez souvent ils occupent les muscles (W. Hulke [1], Bellouard, E. Monod [2], Le Dentu [3]).

Leur caractère habituel leur a mérité le nom d'angiomes sous-cutanés circonscrits (Ch. Monod). Mais comme d'autres angiomes peuvent avoir le même caractère, nous aimons mieux leur conserver leur appellation commune. Elle a l'avantage de faire pressentir leur structure et leurs caractères cliniques.

Ils ne sont pas d'ailleurs toujours circonscrits [4] ; sans parler des grands nævi qui offrent par place

1. *Lancet,* 3 juin 1893.
2. *Gaz. des sc. méd. de Bordeaux,* 7 janvier 1882, n° 1.
3. *Cliniq. Chir.,* Paris, 1892, p. 239.
4. Mathez. Th. Paris, 1894-95, n° 28.

la dégénérescence adipeuse (Rivington[1], Hofmokl[2]),
on peut en citer où les lésions étaient fort étendues ;
dans le cas de Hulke, elles occupaient toute la face
antérieure de l'avant-bras.

Dans les formes circonscrites, ces sortes d'angiomes (nous en exceptons ceux de l'orbite) forment de
petites tumeurs sous-cutanées, semblables à première vue à des lipomes. La peau est lisse, mobile
à leur surface : eux-mêmes jouissent d'une certaine
liberté au sein des tissus. A la palpation, ils offrent
une structure lobulée, une certaine mollesse absolument en rapport avec la nature qu'on est tenté de
leur accorder tout d'abord. En y regardant de fort
près, on s'aperçoit cependant de quelques différences : la peau offre souvent une teinte bleuâtre
(Trélat[3]) ou des varicosités veineuses. Ce signe n'est
pas constant : dans le cas de Terrillon[4] et un autre
observé par l'un de nous, il faisait absolument
défaut. La palpation montre une consistance mollasse
presque fluctuante ; la consistance au contraire est
dure avec l'angiome fibreux. La réductibilité peut
faire quelquefois complètement défaut : mais, dans le
cas des professeurs Tillaux[5] et Lannelongue[6], l'application de la bande d'Esmarch amena la disparition
complète de la tumeur. On observe aussi, mais pas
toujours, des variations de volume, de l'érectilité. De
même que les lipomes périostiques de Lannelongue

1. *Brit. Méd. Journ.*, 21 avril 1877, I, p. 481.
2. *Wien Med. Presse*, 1881, n° 16.
3. *Progrès médical*, 5 mai 1877.
4. *Progrès méd.*, 1884, p. 983.
5. *Bull. et Mém. Soc. Chir.*, 10 mars 1875.
6. In *Th. Gouly*, Paris, 1888, obs. IV.

et Ménard, la tumeur peut offrir des adhérences profondes. Chez notre malade, signe peut-être utile à noter, elles ne se dirigeaient pas vers les os, mais vers les vaisseaux de la région. Il en était de même dans un cas de tumeur fibro-vasculaire, traitée par Lawrie[1] : elle siégeait à l'épaule et la section du pédicule amena une hémorragie terrible et imprévue qui finit par emporter le malade. Le plus souvent cependant la tumeur paraît absolument indépendante des parties voisines.

Nous attirerons encore l'attention sur un signe rare avec le lipome et les angiomes : la douleur. Signalée par U. Trélat, on la retrouve très souvent : dans les quatre observations du regretté professeur, dans celles de Notta[2], Duplay[3], Monod, Richardière[4], Terrillon, Lannelongue[5], Perrin de la Touche[6], Le Dentu. Elle est spontanée ou provoquée; souvent, à peine marquée; elle devint une indication opératoire dans le cas de Terrillon. On la trouve quelquefois en un point limité et constant de la tumeur; il en était ainsi chez un malade que nous eûmes l'occasion d'observer et chez celui de Trélat. Ch. Monod[7] trouva dans ce dernier cas de

1. *Lancet*, 1er janvier 1881, I, p. 12.
2. *Bull. et Mém. Soc. Chir.*, 1877, p. 664 et 704.
3. *Arch. de Méd.*, 1875, I.
4. *France méd.*, 1881, I, p. 522.
5. In *thèse Gouly*, Paris 1888, n° 271, obs. IV. Bien que cette observation ne soit pas donnée comme un cas d'angio-lipome et que l'examen microscopique ne soit pas mentionné, les symptômes qu'elle met en évidence nous semblent trop caractéristiques pour qu'elle ne prenne pas place ici.
6. *Bull. Soc. Anat.*, avril 1888, p. 441.
7. *Bull. et Mém. Soc. Chir.*, 1879, p. 652.

la névrite. C'est à cette cause qu'il faut rattacher sans doute les phénomènes douloureux.

Nous ferons remarquer, pour finir, que dans la plupart des cas la tumeur paraissait acquise. Étant donné nos connaissances sur l'origine de l'angiome, il y a là un léger paradoxe ; mais l'explication, nous semble-t-il, est fournie par la profondeur de la lésion, quelquefois par son siège (face postérieure du corps), qui rend latente la période de début.

b. Angiokératomes. — Très étudiés depuis quelques années par les dermatologistes, ses caractères sont résumés dans deux thèses récentes[1]. Il est encore désigné sous le nom d'hémato-lymphangiome (Török, Pringle), de télangiectasie verruqueuse (Brocq)[2]. Le terme plus bref et assez juste d'angiokératome nous paraît préférable.

Il constitue de petites élevures verruqueuses, aplaties ou conoïdes, ayant le volume d'une tête d'épingle ou un peu plus. Leur début est marqué par de petites taches rouges, au-dessus desquelles se forme peu à peu le recouvrement corné. Au travers, on aperçoit par transparence un fin réseau ou pointillé vasculaire, qui pâlit ou devient plus foncé dans les conditions spéciales à l'angiome. Darier[3] a vu ces tumeurs à la face, dans les sillons naso-jugaux, au menton, aux joues et au nez. Mais leur siège le plus habituel paraît être les membres et surtout les mains et les doigts. Un grand nombre des observations ont

1. Escande, Th. Bordeaux, 1893 ; Piffault, Th. Paris, 1893.
2. *Traitement des maladies de la peau*, Paris, 1890, p. 810.
3. *Soc. de dermat. et syphiligr.*, 1890.

également signalé la coexistence d'engelures ou d'asphyxie locale des extrémités (Secheyron[1], Thibierge[2], Brocq[3], Max Joseph[4], Ch. Audry[5], etc.). Cette étiologie est assez nette dans le cas de Brocq : les doigts étaient tous atteints, sauf les pouces qui n'avaient jamais présenté d'engelures. Jusqu'à présent l'angio-kératome ne semble pas avoir dépassé l'importance d'une dermatite bénigne dans ses lésions et son évolution.

c. Angio-lymphangiomes. — Les caractères extérieurs de ces tumeurs, d'ailleurs fort rares, sont assez vagues. La présence d'un nævus vasculaire à leur niveau permettrait de supposer d'abord l'existence de l'angiome : si l'on trouve ensuite des kystes, et que leur contenu soit lymphatique, on sera amené à penser qu'il y a eu combinaison des deux types. Quand la ponction exploratrice donnera du sang, il faudra alors l'examiner pour s'assurer si c'est du sang circulant ou seulement épanché dans une cavité close. L'association des deux ordres de lésions est quelquefois plus évidente : Barling (de Birmingham) a rencontré un nævus vasculaire sur la langue d'un enfant atteint déjà de macro-glossie. Et nous avons cité le cas de Watson Cheyne, où les parties angiomateuses atteintes laissaient s'écouler un liquide séreux, que l'auteur mit sur le compte d'une lymphangiectasie.

1. *Arch. gén. de Méd.*, 1886.
2. *Soc. Fr. de dermat. et syphyl.*, 10 nov. 1892.
3. *Soc. dermat. et syphil.*, 7 juillet 1892.
4. *Soc. de Méd. berlinoise*, 30 mars 1892, in *Mercredi médical*, 1892, p. 178.
5. *Mercredi médical*, 1893, 26 avril, p. 197.

Angiomes molluscoïdes. — Entre eux et le fibrome mou télangiectasique, la ligne de démarcation est parfois des plus vagues. Il s'agit ici, en effet, d'une de ces formes de transition si communes en pathologie. L'un de nous, dans le service du professeur Berger, en a observé un exemple très typique. Ce malade, dont le système vasculaire était sans doute altéré puisqu'il présentait des phlébites et des dilatations veineuses à évolution bizarre, portait dans le dos une tumeur angiomateuse grosse comme une noisette. Tout autour d'elle et à sa surface existaient de petites tumeurs molluscoïdes analogues à des pépins de raisin : elles s'étageaient jusqu'au sommet de la tumeur à la façon des feuilles d'un artichaut. Le malade ne put donner aucun renseignement sur l'évolution de ces angiomes molluscoïdes.

Nous nous bornerons à cette simple citation sur les angiomes molluscoïdes ; car, suivant les caractères, ce sera à la clinique à faire pencher la balance, soit en faveur de l'angiome soit en faveur du molluscum.

CHAPITRE VIII

MARCHE — DURÉE — TERMINAISONS

Sommaire. — Régression spontanée des angiomes. — Passage de la forme simple à la forme caverneuse. — Influence du trauma, des efforts, de la grossesse, des congestions menstruelles. — Congestions et hémorragies périodiques et spontanées. — Récidives.

Malgré sa fréquence, le nævus ne compte que rarement parmi les affections chirurgicales de l'adulte surtout. Sur un total de 699 interventions, Otto Rapok[1] n'en relève que 35 ayant trait aux angiomes : c'est à peu près la même proportion que celle donnée par Billroth. A Breslau, Zieclewicz a trouvé une moyenne de 3,8 p. 100 ; ceci tient à ce que grand nombre d'entre eux restent à l'état de simples nævi ou même disparaissent spontanément.

Cette régression est surtout l'apanage des angiomes simples congénitaux. Depaul, qui signalait leur fréquence extrême chez les nouveau-nés, déclarait également que bien peu persistaient au delà de la pre-

1. *Deutsche Zeitschrift f. Chir.*, XXX, p. 465.

mière année. Sur près de 800 jeunes recrues, exa-
minées par l'un de nous à ce point de vue, trois seulement offraient un nævus plan d'une certaine
étendue et cinq ou six en avaient de punctiformes.
Leur rareté contraste avec la fréquence extrême et
la persistance des nævi pigmentaires. La disparition de l'angiome congénital coïncide parfois avec
une maladie grave (rougeole, coqueluche, bronchite)[1],
mais elle a lieu le plus souvent sans cause connue.

Les variétés lipomateuses, fibreuses, lymphatiques,
l'angio-kératome restent ordinairement stationnaires ou n'offrent que des progrès assez lents. Dans le
cas de Bryant, le lymphangiome parut même étouffer l'angiome[2]. Les angiomes tardifs, signalés par
Cruveilhier[3], bien étudiés par Verneuil[4] et P. Broca[5],
ne sont ordinairement que des varices veineuses et
offrent la même bénignité dans leur évolution. On
les rencontre surtout à la face antérieure du tronc
(P. Broca), aux lèvres, à l'extrémité des doigts du côté
palmaire (Kœnig[6]). Cependant Schleich[7] a vu une
tumeur caverneuse, du volume d'un gros saucisson,
sur la cuisse d'une femme de cinquante-six ans ; son
début remontait seulement à six ans. Wallis[8] cite de
même le cas d'un homme de quarante-quatre ans,

1. BIRKETT, in *Guy's hosp. Rep.*, VII, 1851, p. 293.
2. *Guy's hosp. Rep.*, 1882, XLI, obs. III, p. 101 et 147.
3. *Traité d'Anat. Path.*, II, p. 821.
4. *Bull. Soc. Anat.*, 1861, p. 233.
5. *L. c.*, p. 206.
6. *Traité de Path. chirurg. spéc.*, trad. COMTE, III, p. 296.
7. *Soc. de Méd. berlinoise*, séance du 18 nov., 1891, in *Mercredi médical*, 2 décembre 1891, n° 48, p. 606.
8. *Soc. path. de Londres*, 7 nov. 1893, in *Mercredi médical*,
15 nov. 1893.

porteur d'un angiome de la région scapulaire; cette tumeur n'existait que depuis quatre mois et s'était accrue avec une très grande rapidité; on porta le diagnostic sarcome, diagnostic qui heureusement ne fut pas confirmé par l'examen de la pièce.

L'angiome simple s'étend plutôt en surface qu'en profondeur. Tantôt cette extension se fait progressivement, sans solution de continuité. Tantôt elle a lieu en quelque sorte par bonds. A une certaine distance des bords de la tumeur se forment de nouveaux îlots qui s'unissent ensuite à la masse principale.

Quand l'angiome simple doit subir la transformation caverneuse, sa surface se soulève, en même temps qu'elle s'élargit. Elle se recouvre de nodosités, de petites tumeurs verruqueuses ou kystiques. C'est une sorte de bourgeonnement. D'où le conseil de Kœnig[1] de se méfier des angiomes proéminents. Plus rarement on voit un nævus reposant primitivement sur une large base s'en isoler et se péduculiser (Follin[2]). J. Reboul[3] a observé un cas de ce genre pour un nævus de la fesse; il y avait en même temps transformation lipomateuse de l'angiome.

Les nævi, étendus à tout un membre, s'accompagnent au cours de leur développement ou de leur transformation caverneuse d'œdèmes, imputables aux troubles circulatoires. Les varices qu'on voit coexister souvent en sont la preuve. Dans un de ces cas, Devilliers[4] a noté des altérations du réseau lym-

1. *L. c.*, I, p. 166.
2. *Traité de Path. ext.*, I, p. 211.
3. *Arch. gén. de Méd.*, 1893, II, p. 152.
4. *Bull. Soc. Anat.*, 3 mars 1876, p. 215.

phatique, qui était lui aussi ectasié et hypertrophié. Ces lésions rendent compte des difformités éléphantiasiques que présente parfois la peau. Dans une observation de Schuh[1], on trouvait un gros repli cutané au niveau de la face antérieure du coude : l'angiome occupait le bras et l'avant-bras. Barwell[2] a cité l'exemple d'un nævus étendu à toute la moitié inférieure du corps et où la peau faisait d'énormes replis, notamment à la fesse et au pli de l'aine ; en les comprimant on sentait des pulsations dans leur intérieur. Dans les cas de J. et Ch. Audry, de Devilliers, l'œdème dur des parties atteintes faisait également songer à l'éléphantiasis.

L'évolution progressive du nævus et sa transformation caverneuse se font surtout pendant les premières années de la vie et à la puberté. Il n'est pas rare cependant d'observer des exemples contraires ; mais souvent alors on note des conditions adjuvantes : traumas, efforts, grossesse, etc. Dupuytren[3] a observé pareil accroissement chez un homme de quarante-six ans, dont la tumeur, stationnaire jusque-là, avait subi plusieurs violences extérieures ou manœuvres chirurgicales. Même résultat chez un joueur de piston, cité par Middeldorpf[4], et dont l'angiome ne fit que s'accroître et devint érectile grâce à l'exercice de sa profession. Par contre les auteurs du *Compendium* racontent qu'un verrier, porteur d'un

1. Cité par Virchow.
2. *Lancet*, 16 décembre 1876, p. 857, *Roy. Med. Chir. Society.*
3. *Cliniques chirurg.*, III, p. 14.
4. *Die galvanokaustik*, p. 123. Cfr. Virchow, *l. c.*, p. 119.

nævus vasculaire, n'eut rien à souffrir de ses efforts continuels.

Aucune condition de temps ne préside aux progrès de l'angiome. Tantôt l'aggravation survient avec une extrême rapidité : Bruns [1], chez un enfant, a vu la joue entière envahie six mois après la naissance. Hofmokl [2] trouve sur une fille nouveau-née un petit nævus temporal ; à l'âge de quatre mois, il avait gagné le visage, le cou, une grande partie de la nuque ; on en voyait encore d'autres derrière l'oreille droite et sur la muqueuse du voile du palais. On peut rapprocher encore de ces exemples le cas de Wallis où l'évolution fut si rapide qu'on pensa au sarcome.

Tantôt la marche de l'angiome est extrêmement lente ; Bruns nous cite encore le cas d'un homme de quarante-quatre ans, dont le nævus, devenu gros comme un œuf de poule, était resté vingt ans stationnaire ; au bout de ce temps, il prit en deux ans une extension assez considérable.

Les angiomes caverneux offrent dans leur évolution les mêmes alternatives que l'angiome simple. Mais on doit reconnaître que leur disparition spontanée est un fait exceptionnel. On en connaît cependant quelques exemples cités par Von Ammon [3], Moreau [4], Cloquet [5], H. Taylord [6], Bouchut [7]. Parfois, cette disparition coïncide avec une débilitation progres-

---

1. *Handbuch der praktishe chir.*, Tubingen, 1859, I, p. 177.
2. *Wiener medic. Presse*, 1881, n° 16.
3. D'après Virchow, p. 73.
4. *Traité de path. ext. de Vidal*, 1846, II, p. 127.
5. *Union médicale*, 1852, n° 88.
6. D'après Birkett, *Guy's Hosp. Reports*, 1851, VII, p. 293.
7. *Maladie des enfants*, p. 767.

sive de l'organisme qui agit à la façon du traitement de Valsalva pour les anévrismes. Lobstein [1] a vu chez un enfant de petites taches rouges de la lèvre supérieure devenir confluentes et finir par la transformer en une sorte de trompe bleuâtre ; au bout de quelque temps, l'enfant fut pris de diarrhée colliquative ; il mourut d'épuisement neuf mois après : mais la tumeur avait presque complètement disparu.

La formation de phlébolithes ou de kystes vient quelquefois dénoncer cette tendance à la guérison naturelle. Les premiers se reconnaissent à la présence de petits noyaux durs qui persistent après la réduction plus ou moins parfaite de l'angiome (Tillaux [2]) ; cette réduction est accompagnée parfois d'une sorte de crépitement dû à ces mêmes phlébolithes (Magon [3], Bellouard [4]). Dans les cas de Billroth [5] et Samelsohn [6] on notait en même temps des thromboses veineuses.

Les kystes forment des tumeurs tendues, fluctuantes, irréductibles ; il faut les distinguer des pseudo-kystes qui sont simplement des cavernes à communications étroites : ceux-ci changent de volume dans les mêmes conditions et en même temps que l'angiome.

La grossesse a une influence bien connue sur

---

1. D'après Virchow, *l. c.*, p. 73.
2. *Bull. et mém. Soc. de chir.*, 10 mars 1875, p. 224.
3. *Bull. Soc. anat.*, 1875, p. 205.
4. *Ibid.*, 1878, p. 539.
5. In *Semaine médic.*, 2 juin 1891.
6. *Berl. Klin. Woch.*, 5 janvier 1880, n° 1, p. 13.

l'évolution de nævi. Demarquay[1], Font y Ferrès[2], Grassi[3], Follin[4] ont vu des angiomes prendre un accroissement plus ou moins considérable pendant la gestation. Dans le cas de Grassi, la tumeur s'affaissa après l'accouchement et subit une gangrène partielle.

Les fluxions cataméniales ont souvent les mêmes conséquences. Une femme de vingt-cinq ans, dont J. Bell[5] rapporte l'histoire, portait au côté externe du genou une tache rouge qui devint livide en augmentant de volume; aux époques menstruelles, elle se tuméfiait bien davantage, devenait pulsatile, « comme si c'était un cœur ou quelque chose de vivant », et donnait lieu à une forte hémorragie. Esmarch[6], Launay et Huguier[7], Sendler[8], citent des faits analogues. Dans un cas exceptionnel de Berthod[9], le contraire se produisait : une jeune femme, atteinte d'angiome de la langue, voyait ce dernier diminuer aux époques menstruelles; la grossesse avait eu cependant pour effet d'amener son accroissement.

Plus étranges sont certaines congestions périodiques dont la cause nous échappe absolument. Henoch[10] a vu une jeune fille de onze ans qui pré-

---

1. *Union méd.*, 1861, XII, p. 587.
2. *La Independencia medica*, Barcelone, 11 juin 1875.
3. *Annales de gynécol.*, sept. 1881, XVI. p. 213.
4. *Traité de pathol. ext.*, I, p. 213.
5. *The principles of Surgery.* p. 400.
6. *Virchow's Archiv*, VI. p. 37.
7. *Bull. Soc. anat.*, 1860, p. 289.
8. *Deutsche Gesellsch. f. Chir., in Centralbl. f. Chir.,* 1889, appendice, p. 52.
9. *Gaz. méd. de Paris*, 20 sept. 1884, p. 447.
10. Cité par Virchow, *l. c.*, p. 71.

sentait à la face externe du bras droit un nævus non saillant, gris-bleuâtre ; il se tuméfiait, sans raison appréciable, toutes les six ou huit semaines et ensuite il suppurait abondamment. Alibert raconte sérieusement le fait d'un homme porteur d'un angiome qui se tuméfiait à chaque évolution lunaire[1] ! Chez un autre malade, la congestion était printanière et s'accompagnait d'une coloration violacée et de la production de petits boutons qui ne suppuraient pas[2]. Kreisig[3] connaissait une femme de soixante-douze ans atteinte d'angiome de l'index gauche ; toutes les quatre semaines, il se tuméfiait peu à peu, devenait rouge et laissait suinter des gouttelettes de sang pendant deux jours.

La disposition et le développement de certains angiomes font songer quelque fois à une sorte de métastase. Il en est ainsi dans ces cas d'angiomes phlébogènes disséminés le long des veines sous-cutanées. Il est probable que les troubles circulatoires, favorisés peut-être par des malformations congénitales, sont les principaux facteurs de ces lésions. Billroth[4] aurait vu cependant une véritable métastase à la suite de l'extirpation d'un angiome. Mais l'isolement de ce fait permet d'élever des doutes sur son interprétation.

Les *récidives* sont rares, même après les extirpations partielles. Nous ne connaissons guère que quatre exemples de ce genre. Le premier est celui

1. D'après LEBERT, *Traité d'an. path.*, I. p. 215.
2. Th. Duzéa, Lyon, 1886, obs. XIV, p. 84.
3. Cité par VIRCHOW, *l. c.*, p. 58.
4. *Unters. ueber die Entw. die Blutgefässe*, p. 78.

de cette jeune femme dont nous résumions plus haut l'histoire d'après J. Bell : la tumeur avait acquis le volume d'un œuf de poule ; enlevée, elle récidiva six semaines après l'opération. En sept ans, elle reforma une tumeur polypeuse semblable à une oreillette et érectile au plus haut degré. Extirpée de nouveau, elle ne récidiva plus. Le second est dû à de Ricci[1] : il s'agissait d'une tumeur variqueuse intra-orbitaire qui fut enlevée une première fois ; elle récidiva bientôt et il fallut alors recourir à l'énucléation de l'œil. Nous empruntons le troisième fait à la thèse d'Arragon[2] : on avait pratiqué l'extirpation partielle d'une tumeur érectile de la lèvre ; peu de temps après elle se reproduisit, mais fut définitivement enlevée par le professeur Verneuil. Dans un quatrième, enfin, il s'agissait encore d'un nævus orbitaire, qui nécessita l'énucléation chez un enfant âgé de 28 mois. Il se reproduisit dans la paupière qui était légèrement atteinte à cette époque ; une opération complémentaire, pratiquée par le professeur Panas, eut enfin raison de cette tumeur[3].

Dans la plupart des autres exemples qu'on cite, l'absence de renseignements précis ou d'examen histologique permet de douter de la nature angiomateuse de la tumeur et de sa récidive ; on pouvait fort bien avoir affaire à un cancer télangiectasique.

1. *Dublin Quarterly Journal*, nov. 1865, p. 338.
2. Th. Paris, 1883.
3. *Arch. ophth.*, 1883, 1.

CHAPITRE IX

COMPLICATIONS

Sommaire. — Complications inflammatoires : ulcérations, phlegmons, érysipèle, gangrène. — Hémorragies. — Dégénérescence cirsoïde. — Complications cardio-vasculaires. — Dégénérescence cancéreuse.

Les angiomes, grâce au relief nettement accusé de certains d'entre eux, sont prédisposés à des inflammations diverses. Celles-ci trouvent d'ailleurs un terrain assez bien préparé par les dystrophies qu'on y observe.

Entre les sillons qui séparent les nodosités ou les tumeurs kystiques de leur surface se développent souvent de petites ulcérations. Elles sont produites ou entretenues par les lésions de la peau et l'œdème qui accompagnent quelques angiomes étendus. Ces ulcérations, naturellement, n'ont que peu ou pas de tendance vers la guérison : elles se recouvrent de gros bourgeons charnus vasculaires, d'aspect fongueux. C'est ce qui les a fait englober autrefois dans le fongus hématode, avec le sarcome et le carcinome ulcérés. Elles n'ont aucune influence heureuse sur l'évolution de l'angiome.

Il n'en est pas de même de celles qui se forment accidentellement sur de simples nævi ou des cavernomes peu étendus ; elles amènent quelquefois leur guérison par les rétractions cicatrielles consécutives. Ce processus, bien étudié par A. Bérard[1], peut être à son tour une source de dangers par les infections auxquelles il ouvre la porte. Les cicatrices elles-mêmes, par leur étendue, sont causes quelquefois de troubles fonctionnels graves.

C'est ainsi que Rayer[2] a vu s'enflammer un grand nævus congénital étendu de l'épaule au bout des doigts : une vaste ulcération le recouvrit en l'espace de deux mois et demi ; elle fut suivie d'une énorme cicatrice, qui amena une forte rétraction du bras. Ce seul exemple nous rendra donc très réservés à l'égard de certaines méthodes curatives qui se piquent d'imiter la nature à cet égard.

Les phlegmons et la gangrène ont aussi quelquefois une terminaison heureuse en amenant la destruction ou l'atrophie de l'angiome. Mais ils peuvent avoir aussi les plus graves conséquences. Michaud[3] a vu mourir un malade atteint d'angiome de la face et du crâne par le fait d'une phlébite suppurée qui gagna les sinus. On trouve, dans un mémoire du Wardrop[4], la relation d'un cas de gangrène suivi

1. BÉRARD et DENONVILLIERS, *Compendium de chirurgie pratique*, I. p. 630.
2. *Traité des mal. de la peau*, Paris. 1827, II, p. 235.
3. *Union médicale*, 1859, I, p. 254.
4. *Médico. chir. Trans.*, 1818, IX.

d'hémorragies abondantes et répétées ; il dut lier
la carotide du malade (un nouveau-né), qui n'en suc-
comba par moins quatorze jours après l'opération.
Au Congrès de chirurgie de 1891, le professeur Panas a communiqué l'observation d'un angiome de
l'orbite suppuré au cours d'une fièvre typhoïde ; il
fallut recourir à l'énucléation de l'œil.

Le cas de W. Hulke[1], plusieurs fois cité, résume
assez bien l'histoire de ces inflammations des nævi :
une petite fille de quatre ans avait le côté gauche de
la face et du corps couvert de taches vineuses. Sa
jambe gauche était œdématiée ; mais la température
locale était plus élevée du côté sain. En octobre 1872
(l'enfant avait 6 ans), de petites ulcérations, qui ne
guérirent que très lentement, se développèrent au
niveau de la narine gauche, envahie elle-même par
les productions angiomateuses de la face. En août
1874, ulcère à la cuisse et érysipèle à la jambe
gauche. En août 1875, le membre inférieur entier
présente un œdème considérable ; des eschares se
développent, et sur elles viennent se greffer trois
érysipèles successifs. L'enfant succombe finalement
dans les derniers jours de l'année.

Les hémorragies, quand elles coïncident avec la
dégénérescence cirsoïde, sont extrêmement graves.
Mais, vu la ténuité des surfaces recouvrant parfois
les angiomes, on est étonné qu'elles ne se produisent pas plus souvent (A. Bérard).

Nous avons vu, dans le service du professeur
Lannelongue, une jeune fille atteinte d'un angiome

1. *Lancet*, 16 décembre 1876, p. 857.

énorme de la face, du **nez,** des gencives, etc. ; les dents, chassées des alvéoles par les progrès de la néoplasie, étaient toutes ébranlées : plusieurs furent arrachées sans qu'il s'ensuivit cependant une hémorragie de quelque importance. Dans ses recherches statistiques, Parker n'a noté en effet cette hémorragie que 19 fois sur 500 cas. Elles succèdent à un trauma quelconque, accidentel ou opératoire, aux inflammations diverses que nous avons signalées, aux congestions périodiques, menstruelles ou autres. Dans une observation de Treves elles avaient pour ainsi dire un caractère supplémentaire : il s'agissait d'un homme, hémophile, âgé de cinquante-sept ans, et porteur de petits angiomes hémorragiques de la langue; ceux-ci furent détruits par l'acide chromique, mais les épistaxis reparurent alors.

Ces hémorragies ont lieu quelquefois spontanément : Hartman et Camerer[1] ont vu mourir ainsi une petite fille, née 15 jours avant terme, avec un angiome caverneux. Un accident semblable emporta un malade de Paletta[2]. Mais généralement les hémorragies n'ont pas une marche aussi rapide et une terminaison aussi brutale. Elles entraînent simplement un état d'anémie plus ou moins marqué : dans le cas de Tillaux[3], la malade, une jeune fille, offrait un teint blafard et une faiblesse générale :

1. *In* Virchow, *l. c.*, p. 32.
2. Cfr. *Angiome de la langue.*
3. Soc. de chir., 1er juillet 1874 : *Tumeur érectile de la région sacrée.*

dans celui de Verneuil[1] il y avait de l'œdème des membres inférieurs et tous les signes d'une cachexie profonde. Cependant, si de gros vaisseaux sont lésés, une hémorragie répétée peut devenir fatale. Tel est le cas rapporté par A. Poncet[2], qui dut lier l'iliaque interne pour une tumeur pulsatile de la fesse : deux mois après, le malade succombait à l'infection et aux hémorragies qui s'étaient reproduites.

De toutes les complications, la plus grave et la plus commune est la dégénérescence cirsoïde des artères afférentes. Elle expose le malade à des hémorragies formidables, sans compter les troubles fonctionnels divers qui accompagnent son évolution. On en est averti par la turgescence et l'érectilité plus grandes de la tumeur; elle devient pulsatile et donne lieu à un bruit de souffle continu, frémissant comme le thrill, au début, net et renforcé à la systole, au fur et à mesure de ses progrès. Les artères avoisinantes se dilatent, s'épaississent et dessinent sous la peau leur réseau variqueux et sinueux. On voit des collatérales des doigts prendre le volume d'une radiale (Lawrence[3]), des faciales tripler de volume (Bories[4]), des temporales aussi grosses que le petit doigt (Verneuil[5]). Leurs battements et le bruit de souffle incommodent le malade, le rendent hypochondriaque. Les veines, de leur côté, offrent des lésions

1. *Ann. mal. or. et lar.*, 1875, p. 169 : Angiome de la cloison du nez.
2. Ac. de méd., 22 oct. 1886.
3. *Medico. chir. Transact.*, 1818, IX, p. 216.
4. Congrès de chirurgie, 1888, séance du 17 mars, p. 595.
5. Soc. de chir., 1881.

de même nature ; elles deviennent même pulsatiles dans cet état décrit par Nicoladoni sous le nom de phlébartériectasie. Aux membres, les sinuosités des vaisseaux remontent quelquefois très haut. Sur la pièce de Dénucé, décrite par P. Broca, les veines étaient altérées et dilatées jusqu'au pli du coude. Israël[1] a amputé la jambe pour une phlébariectasie, consécutive à un nævus du pied, et il nota que la partie inférieure de la fémorale commençait à se dilater. Dans l'observation de Treves[2] (angiome cranien) les carotides et les jugulaires étaient dilatées, etc. On voit même apparaître d'énormes vaisseaux artériels ou veineux là où l'on n'en soupçonnait pas l'existence. Il n'est pas jusqu'à l'organe central de la circulation qui ne reçoive le contre-coup de ces lésions. Dans le cas d'Israël, que nous venons de citer, le cœur était très notablement hypertrophié et dilaté ; l'amputation eut pour effet de le ramener à des dimensions presque normales. P. Bruns[3] citait récemment une complication de même nature ; les carotides étaient dilatées et le ventricule gauche hypertrophié à la suite de la transformation cirsoïde d'un angiome caverneux du front.

La dégénérescence cancéreuse de l'angiome est rare. Il faut même n'accepter qu'avec une grande réserve les exemples qu'on en donne. M. John O'Roe[4], par exemple, enlève chez un vieillard une tumeur

---

1. *Archiv f. Klin. chir.*, 1877, XXI, Bd 1, p. 109.
2. *Brit. med. Journal*, 1886.
3. Vingtième congrès de la Soc. allemande de chirurgie, in *Mercredi médical*, 1891, n° 14, p. 179.
4. *N. York medic. Journal*, 1886.

vasculaire de la cloison du nez ; quelques semaines après, elle récidive ; on l'enlève de nouveau ; elle est alors examinée : c'était un sarcome et le malade mourut bientôt des suites de la généralisation. Malgré le titre que l'auteur a donné à sa communication, nous ne voulons pas voir ici un cas de dégénérescence maligne. Il est plus que probable même qu'il s'agissait primitivement d'un sarcome, vu l'âge du malade, les hémorragies qu'il avait présentées, la rapidité de la récidive.

Il existe cependant quelques faits d'une authenticité moins douteuse. Lucke[1] en a signalé un qui démontrerait la transformation possible d'un angiome caverneux ulcéré en cancroïde.

Les autres faits se rapportent à de simples nævi vasculaires. Malassez et Ch. Monod[2] considéraient cette transformation comme possible. Presque en même temps, Capitan[3] présentait en effet à la Société anatomique un épithélioma développé sur une tumeur érectile du dos. D'après J.-A. Wyeth[4], le docteur Stiles aurait observé la dégénérescence mélanique d'un nævus vasculaire chez une femme de quarante ans. En 1880, Mathieu[5] apporta un nouvel exemple : c'était un nævus veineux de la tempe qui s'était transformé également en sarcome mélanique. Armaignac[6] a vu un angiome préauriculaire donner naissance à un sarcome fasciculé : le

1. *Virchow's Archiv*, XXXIII, p. 336.
2. *Arch. de phys.*, 1878.
3. *Bull. Soc. anat.*, 1877.
4. *Encyclop. internat. de chir.*, III, p. 475.
5. *Bull. Soc. anat.*, 1880.
6. *Journal de méd. de Bordeaux*, 16 nov. 1878, p. 148.

malade, qui en était porteur, l'avait souvent écorché
avec son rasoir. Duchemin, Perrin, Renoul[1] ont
étudié cette dégénérescence avec les nævi en général ; mais un très petit nombre des exemples qu'ils
citent pourrait être mis au compte des angiomes.
Chez une demoiselle de trente ans, Pflüger[2] a vu se
développer un sarcome aux lieu et place d'un nævus
vasculaire congénital. Tout dernièrement J. Reboul
en rapportait un nouveau cas : une femme de
cinquante-six ans portait un petit « nævus veineux » congénital de la joue ; ce nævus devint pruri-
gineux et se recouvrit de petites verrucosités. La
malade se grattait et fit souvent saigner sa petite
tumeur, qui prit bientôt les caractères d'un néoplasme malin. Elle fut enlevée et l'examen histologique montra qu'il s'agissait d'un sarco-épithé-
liome.

Tels sont à peu près tous les exemples qu'on
puisse citer de cette dégénérescence.

Elle est donc un fait rare, exceptionnel. De plus,
le cancer mélanique, si fréquent avec les nævi pigmentaires, n'a encore été observé que deux fois avec
les nævi vasculaires (Stiles, Capitan).

Jusqu'à présent, aussi, cette complication ne s'est
présentée que chez des sujets d'un certain âge. Le
plus jeune avait trente ans (Pflüger). Elle s'annonce
ordinairement par des douleurs ou du prurit et des
hémorragies. Les plaies, les excoriations légères
sont souvent mentionnées à l'étiologie.

---

1. Thèses de Paris, 1880, 1886, 1892.
2. Cité par LANNELONGUE et MÉNARD. *l. c.*, p. 706.

Il est probable que c'est grâce à ces microtrau-
mas, agissant sur un tissu anormal, que les angiomes « constituent un milieu propice au développement de la tumeur maligne » (Lannelongue et
Ménard).

CHAPITRE X

DIAGNOSTIC

Sommaire. — Caractères principaux de l'angiome. — Diagnostic différentiel : nævi pigmentaires, tumeurs verruqueuses, molluscums, tumeurs solides diverses, néoplasmes malins, tumeurs liquides. — Diagnostic des variétés et des complications.

Les *caractères de l'angiome* peuvent se résumer en quelques mots : *teinte spéciale de la peau* ou des *muqueuses, réductibilité, érectilité, consistance spongieuse.* Nous ne parlons pas des signes stéthoscopiques, assez rares, et qui indiquent plutôt un anévrysme cirsoïde qu'un angiome. Malheureusement, on ne rencontre pas toujours et avec la même évidence les symptômes que nous venons d'énumérer.

Il faut excepter cependant les angiomes externes superficiels, cutanés ou muqueux. Le diagnostic se fait généralement par un simple coup d'œil : la réductibilité et l'érectilité manquent souvent, mais la teinte rouge ou violacée des téguments ne laisse planer aucun doute. Néanmoins, lorsqu'ils forment des taches petites, bien circonscrites, il faut une certaine attention pour ne les point confondre avec les *nævi pigmentaires*. On les sépare de ceux-ci en constatant la présence de quelques vaisseaux fins à leur surface, ou en exerçant sur eux une pression légère : le nævus vasculaire pâlit ; le pigmentaire ne subit aucun changement.

Certains angiomes cutanés pourront être l'occasion d'hésitations plus grandes. Nous voulons parler de ces petites tumeurs sessiles ou pédiculées qui offrent avec le *fibrome mou* les plus grandes analogies. Hallopeau[1] d'ailleurs classe sous l'étiquette générale de nævi, non seulement les taches vasculaires ou pigmentaires, mais encore le fibro-molluscum. Nous avouons, pour notre part, que nous ne saurions dire où est la différence entre un angiome pédiculé, dont le système vasculaire est peu développé, et un fibro-molluscum, où il l'est trop. On a vu souvent ces tumeurs se remplacer l'une l'autre (J. Reboul). En présence de ces formes de transition, tous les diagnostics sont bons. La thérapeutique est d'ailleurs assez indifférente à l'égard de la formule adoptée.

L'*angio-kératome*, qu'on pourrait confondre avec les verrues vulgaires, se reconnaîtra aisément grâce aux petits vaisseaux qu'on voit sous le revêtement corné.

Avec les angiomes profonds le diagnostic est souvent et plus longtemps hésitant. Ici, encore, il faudra étudier les modifications du tégument et les ca-

---

1. Leçons sur les maladies cut. et syph. : *Les nævi*: publications du *Progrès médical*, Paris, 1891, p. 7.

ractères de la tumeur. La peau offre souvent une teinte bleuâtre ou des varicosités veineuses qui ont mis les observateurs attentifs sur le chemin de la vérité. Mais les téguments peuvent n'offrir aucune modification de couleur. Si l'érectilité spontanée fait défaut, si elle est ignorée du malade, il faudra essayer de la provoquer par la compression des vaisseaux, la déclivité, les efforts, etc. Un interrogatoire minutieux amène parfois le malade à se rappeler des modifications passagères ou durables dans le volume de sa tumeur. Ce commémoratif a la plus grande importance pour les angiomes profonds, comme ceux de l'orbite, qui débutent par un symptôme commun à toutes les tumeurs rétro-bulbaires, l'exorbitisme. La palpation, en indiquant les caractères physiques de la tumeur, donnera de nouveaux éléments de diagnostic : l'angiome est mollasse, spongieux, réductible souvent, au moins en partie. Les néoplasmes solides offrent une consistance plus ferme, plus uniforme et une invariabilité de volume presque absolue. L'erreur qui consiste à prendre un angiome pour un fibrome ou un lipome n'a pas d'ailleurs grande importance. Il en sera tout autrement, si l'on croit avoir affaire à un néoplasme malin ; cette erreur a été commise, même par des cliniciens renommés ; elle est d'autant plus regrettable que le pronostic et le traitement changent alors du tout au tout. On a cru aussi, en face d'un nævus devenu cancéreux, qu'il ne s'agissait que d'un simple accroissement de ce nævus[1]. Nous revien-

---

1. Cfr. ARMAGNAC, *J. de méd. de Bordeaux*, 1878.

drons, au sujet des angiomes des membres, sur ces diagnostics délicats. Disons seulement, pour le moment, que c'est l'angiome-lipome et, d'une manière générale, les angiomes sous-cutanés circonscrits, qui donnent lieu au plus grand nombre d'erreurs.

Ceux qui s'accompagnent de cavités kystiques ou pseudo-kystiques peuvent simuler fort exactement le lymphangiome, les kystes ou tumeurs liquides diverses, s'il n'existe en même temps un nævus cutané. Inversement, les *lymphangiomes*, dont les kystes contiennent du sang (hémato-lymphangiomes de Lannelongue et Achard), peuvent en imposer pour une tumeur vasculaire sanguine. Dans ces différents cas, c'est encore aux changements de volume ou à l'érectilité qu'il faudra recourir pour établir le diagnostic : un procédé familier au professeur Lannelongue consiste à placer les malades la tête en bas, quand il s'agit de tumeurs du cou ; on se rend vite compte si leur volume s'accroît ou demeure invariable.

La ponction pourra venir encore à notre aide. Mais comme nous l'avons déjà fait remarquer, il faut analyser avec soin les résultats qu'elle donne. Si le kyste se reproduit rapidement, c'est un angiome ; s'il ne se reproduit pas de longtemps, c'est un kyste lymphatique. Le liquide est-il séreux ? les chances sont grandes qu'il s'agisse de tout autre tumeur que d'un angiome ; est-il sanguin ? il faut, avant de se prononcer, contrôler par le microscope l'état des hématies : leur intégrité indiquera une cavité en communication avec les vaisseaux sanguins ; leurs déformations, leur décomposition donneront la preuve du contraire.

Quel que soit l'aspect de la tumeur, la présence
de phlébolithes sera un bon signe en faveur de l'angiome. La réductibilité, qu'on peut observer en même
temps, empêchera de confondre la crépitation. qu'ils
donnent quelquefois, avec celle d'un kyste à grains
riziformes.

La nature de l'angiome une fois démontrée, il
faudra rechercher à quelles variétés de formes, de
siège, d'étendue nous avons affaire; s'agit-il d'un
angiome simple ou d'un cavernome? Quels sont les
plans envahis, quels sont ses rapports avec les organes ou tissus du voisinage? Il suffira pour répondre
à ces questions diverses de connaître les caractères
généraux de l'angiome et d'appliquer les procédés
d'exploration partout en usage. L'angiome caverneux
offre souvent des cavités assez grandes pour être
reconnues par l'exploration manuelle; sa réductibilité, son érectibilité sont ordinairement très marquées; elles n'existent guère ou pas du tout avec les
angiomes simples. A la vue et au palper on détermi-
nera assez facilement les dimensions, l'étendue et la
profondeur des lésions. Aux membres on fera jouer
les muscles pour étudier leurs rapports avec la situation de la tumeur, etc...

CHAPITRE XI

PRONOSTIC

Sommaire. — Angiomes stationnaires : point de vue esthétique, fonctionnel. — Angiomes progressifs : « N. proeminens »; les angiomes dits artériels ou veineux au point de vue clinique. — Influence du sexe, de l'âge : angiomes tardifs. — Complications cirsoïdes toujours possibles. — Incurabilité finale de quelques cas.

L'angiome est, d'une manière générale, une affection bénigne. Comme nous l'avons dit déjà, il devient rarement chirurgical.

Bien des taches ou tumeurs vasculaires ne gênent aucunement ceux qui en sont porteurs; elles restent indéfiniment stationnaires, quand elles n'ont pas disparu pendant la première enfance. Souvent, malheureusement, surtout quand elles siègent au visage et qu'elles offrent une coloration ou une étendue très accusées, elles constituent une difformité pénible à voir et à supporter dans la vie sociale. La petite Jeanne B..., de l'hôpital Trousseau, dont nous avons souvent rappelé l'observation, était une cause de frayeur intense et de cauchemars pour ses jeunes sœurs.

Les angiomes qui siègent au pourtour des orifices

naturels, fente palpébrale, bouche, etc., occasionnent quelquefois, par les dimensions qu'ils ont acquises, une gêne considérable. On peut y remédier en partie; mais il reste toujours, au moins, une certaine difformité.

En dehors de ces cas spéciaux, le pronostic sera bénin toutes les fois que l'angiome ne manifestera pas des tendances envahissantes. Avant de se prononcer, il faudra donc étudier ses caractères, ses allures. Le nævus proéminent jouit à ce point de vue d'une mauvaise réputation : c'est en effet le premier pas vers la transformation caverneuse ou les dégénérescences artério-veineuses.

Nous avons déjà dit que les anciens auteurs avaient établi une dichotomie très nette et très simple dans la pathologie de l'angiome. Ils admettaient la forme artérielle et la forme veineuse. Cette conception, qui reposait à la fois sur des données théoriques, anatomiques et cliniques, se traduisait de la façon suivante : Qui disait angiome artériel disait tumeur rouge, à sang artériel, rarement stationnaire, disparaissant spontanément ou se compliquant de dilatations artérielles. Angiome veineux signifiait tumeur violacée, à sang noir, stationnaire, suivie quelquefois de dilatations veineuses. Les premières étaient plus souvent circonscrites que les secondes, mais offraient de grandes tendances à s'accroître et à devenir cirsoïdes.

Nous nous sommes déjà élevés contre ces distinctions quelque peu schématiques. En général, l'angiome n'est ni artériel ni veineux, il le devient, c'est-à-dire qu'il s'accroît dans l'une ou l'autre direction, sans que sa couleur y soit la plupart du temps pour quelque chose.

Si donc le jugement porté sur les angiomes en général est bénin, il devra toujours être réservé en face d'un cas particulier, au moins dans les premiers temps, jusqu'à ce que la marche vienne donner une orientation plus positive à nos prévisions.

Nous savons, en effet, que les complications veineuses offrent en général une gravité et une étendue bien moindres que les complications artérielles.

Il est deux périodes de la vie où les tumeurs vasculaires devront être surveillées de fort près : la première enfance et la puberté.

La femme est plus exposée que l'homme et les dangers pour elle ne s'arrêtent pas à la puberté : ils ne font plutôt que commencer : les congestions périodiques, la grossesse peuvent en effet retentir à tout moment sur l'angiome et provoquer son accroissement.

P. Broca a pris soin de nous avertir que les angiomes tardifs, qui ne sont probablement pas de vrais angiomes, n'offraient aucune tendance envahissante. Ceci est très vrai; mais il ne faut pas confondre ces angiomes tardifs de Broca avec ceux qui se développent tardivement et dont le germe, apparent ou latent, remontait à la vie fœtale. Nous avons cité plusieurs exemples, et nous en citerons encore, où ces angiomes vrais ont pris tout à coup un développement excessif, souvent sans cause connue. Ceci est bien fait pour nous mettre en garde contre tout angiome et nous décider à intervenir dès la moindre menace d'aggravation.

L'angiome sous-cutané circonscrit et l'angio-lipome représentent les formes les plus bénignes. Beaucoup d'auteurs ne voient chez ces derniers que l'expression d'une tendance naturelle à la guérison. Et, en effet, on les a souvent trouvés extrêmement pauvres en gros vaisseaux. Chez un de nos malades, cependant, il n'en était rien ; aussi pensons-nous qu'une fois le diagnostic posé il sera bon de formuler quelques réserves. On ne peut prévoir, en effet, lequel des deux l'emportera : de l'élément vasculaire ou de l'élément adipeux. Il va sans dire que ceux qui se développent dans l'orbite comportent un pronostic grave : il peut en résulter parfois une perte complète ou à peu près complète de la vue.

Le vrai danger de l'angiome, celui qui est en quelque sorte le pivot du pronostic, et qui sert de mesure à toutes nos prévisions et à notre conduite chirurgicale, c'est la dégénérescence cirsoïde. Veineuse elle n'offre guère que les inconvénients et les dangers, non méprisables cependant, des varices ; mais comme il l'a été souvent répété et pour des raisons connues, elle ne prend que rarement de l'importance. Il est loin d'en être de même avec les complications artérielles : elles atteignent quelquefois des proportions incurables, exposent à des hémorragies terribles et justifient les interventions les plus graves.

Si les angiomes simples diffus constituent une difformité, les angiomes caverneux sont, dans les mêmes conditions, une véritable infirmité. En s'attaquant à la face, à un membre entier, ils rendent les malades incapables de toute occupation. Plusieurs d'entre eux retentissent en même temps sur l'état général et aggravent d'autant la situation. Nous avons cité des observatious où les viscères, le cœur lui-même étaient atteints secondairement.

Le pronostic de l'angiome est donc variable à l'infini, comme la lésion elle-même. D'un malade à l'autre, et même sur le même malade, il peut passer de la bénignité absolue à une gravité extrême. C'est dire avec quel soin on devra étudier ses caractères et son évolutiou cliniques, non seulement pour éviter tout mécompte de pronostic, mais encore l'impuissance thérapeutique.

CHAPITRE XII

ANGIOMES DE LA TÊTE ET DU COU

L'observation journalière et les statistiques de Heine, Porta, Barker, Bœckel, Lebert concourent toutes à montrer que la tête et le cou sont le lieu d'élection pour les angiomes. Virchow nous en a donné la raison en attirant notre attention sur leur distribution topographique. On les trouve en effet au niveau des anciennes fissures branchiales.

Rappelons que la face résulte du développement ou de la fusion de plusieurs bourgeons prenant naissance tout autour de la première fente branchiale. Du front descend le bourgeon nasal, qui va constituer le nez et l'os incisif ou partie médiane du maxillaire supérieur : il se divise lui-même de chaque côté en deux bourgeons secondaires, nasal interne et externe, qui vont concourir à la formation des narines. Latéralement, s'avancent vers la ligne médiane le bourgeon maxillaire supérieur et le bourgeon maxillaire inférieur : entre les deux se forment les lèvres. Entre le premier et le bourgeon nasal, on trouve le canal nasal, qui conduit dans les fentes oculaires, premiers vestiges de la cavité conjonctivale. Enfin, les parties les plus externes de la première fente branchiale vont servir au développement de l'oreille externe et moyenne.

Le cou offre aussi de nombreuses fentes branchiales, mais peu marquées et beaucoup plus transitoires qu'à la face : elles disparaissent presque sans laisser trace de leur présence.

C'est donc à la face, comme on le prévoit naturellement, que nous trouverons le plus grand nombre des angiomes de l'extrémité céphalique. Nous allons suivre, dans leur description, l'ordre topographique ; cette division suit d'ailleurs de fort près la division embryogénique. L'observation trop scrupuleuse de cette dernière nous obligerait en effet à des groupements peu en harmonie avec les besoins de la clinique.

I. Angiomes craniens externes. — Ils forment deux groupes très distincts au point de vue de leur siège, de leurs rapports et même de leur physionomie clinique. Le premier comprend les angiomes des parties molles (cuir chevelu, extrémité supérieure du front, extrémité postérieure de la région mastoïdienne); le second comprend les angiomes plus profonds ayant des rapports intimes avec le péricrâne ou le crâne. Mais, quel que soit le plan qu'ils occupent, ils ont tous une prédilection marquée pour les régions des sutures ou fontanelles; c'est même dans la partie la plus élevée de la zone temporo-pariétale qu'on en trouve relativement le plus grand nombre. Ce fait concorde parfaitement avec les lois de Virchow.

a. Angiomes superficiels. — L'angiome du cuir chevelu serait rare. Porta n'en a trouvé que 18 sur 107 cas d'angiomes céphaliques. La statistique de Parker est cependant beaucoup plus riche : 94 sur 320. On ne compte dans ces chiffres, bien entendu, que les angiomes primitifs du cuir chevelu : il arrive souvent en effet que ceux du front ou de l'oreille l'envahissent secondairement[1].

On y rencontre toutes les variétés étiologiques, anatomiques ou cliniques.

Costilhes[2] a décrit des kystes vésiculeux, hydatiformes, dans une tumeur vasculaire du front. Chez une petite fille, observée par Hofmokl[3], un nævus de la tempe paraissait infiltré de pelotons adipeux; il n'en avait pas moins pris en quatre mois une extension énorme; la tête, la face, le cou d'un même côté étaient envahis, etc.

Ces angiomes des parties molles ne prêtent qu'à

---

1. BERTHERAND. *Union médicale*. 1860, VIII, p. 213.
2. *Revue médicale*, 1851.
3. *Wiener mediz. Presse*, 1881, n° 16.

un petit nombre de considérations spéciales. Leurs
symptômes sont parfaitement nets, grâce à la faible
épaisseur du tégument et au plan osseux sous-
jacent. Quand elles existent, les dilatations serpen-
tines des artères ou des veines se remarquent aisément. On apprécie de même les proportions énormes
qu'elles peuvent prendre : dans un cas du professeur Verneuil[1], les artères avaient le volume du
petit doigt; chez les enfants, elles offrent souvent
les dimensions d'une radiale d'adulte. Les cheveux
peuvent manquer à la surface des tumeurs congénitales[2]. Enfin, les nævi superficiels étendus entraînent du côté du squelette des hypertrophies qui se
traduisent par une asymétrie de l'ovale cranien[3].
Une fois, cependant, Duzéa a trouvé de l'atrophie.

b. Angiomes profonds. — On peut les diviser en
communiquants et non communiquants, suivant
qu'ils offrent ou non des relations avec la circulation
cranienne.

Les *angiomes profonds communiquants* sont les
plus curieux. Confondus jusqu'à ce jour avec les tumeurs ou kystes sanguins de la région, ils en ont été
nettement séparés par le professeur Lannelongue.
Le savant chirurgien de l'hôpital Trousseau, qui a con-
sacré aux affections congénitales de si patientes et
de si remarquables études, a démontré qu'il s'agissait,
pour plusieurs de ces tumeurs sanguines, d'angiomes
véritables. Une observation personnelle, dont la nature était indiscutable, a servi de point de départ à

1. *Bull. et mém. Soc. chir.*, 1881.
2. Poil, *Canstatt's. Jahresbericht*, 1860, IV, p. 310.
3. Duzéa, *loc. cit.*

ses recherches. L'analyse minutieuse de 21 cas de tumeurs en relation avec les méninges ou les sinus lui a permis de réunir 12 exemples certains des lésions qui nous occupent[1]. Si l'on y ajoute deux faits, un peu douteux il est vrai, et les observations de Treves[2] et de Glattauer[3] on arrive à un total de 16 cas.

C'est ici peut-être le lieu de rappeler le cas si curieux d'Arved Faxe, dans lequel le frontal faisait presque complètement défaut ; la compression de la tumeur occasionnait du vertige : il est vrai que ce signe pouvait tenir autant ou même plus à la compression du cerveau qu'à une communication vasculaire. Les faits rapportés par Lannelongue, et dont 6 furent suivis d'autopsies (cas de Pelletan, Michaud, Bush, Flint, Demme, Lannelongue), sont plus positifs. Dans toutes ces observations on trouve à la surface du crâne une tumeur aréolaire, spongieuse, caverneuse. Elle siège de préférence sur la ligne médiane. Au-dessous d'elle, le crâne est perforé largement, comme dans le cas de Michaud[4], ou bien il offre une série de petits pertuis. Des veines émissaires, énormément ectasiées, traversent ces pertuis et vont se mettre en communication, soit avec les veines méningées, soit avec le sinus longitudinal supérieur. Le cas du professeur Lannelongue nous offre une particularité assez curieuse : c'était une sorte

---

1. *Congrès de chirurgie*, 19 oct. 1886, p. 411. — On trouve dans cette communication tous les renseignements bibliographiques.

2. *Brit. med. Journal*, 1886.

3. *Wiener Med. Woch.*, 1877, n° 32, p. 774.

4. *Union médicale*, 1859, I, p 251..

de pédicule membraneux, court, unissant l'angiome
à la fontanelle postérieure.

Ces tumeurs angiomateuses ont une origine congénitale; sur 14 cas, elle était certaine pour 12. Il
est probable aussi que les lésions osseuses sont sous
la dépendance de l'évolution de la tumeur, à moins
qu'une même cause n'ait présidé à leur développement simultané. Nous préférons cependant la
première hypothèse plus conforme à l'évolution
embryogénique de la tête et la pathologie de l'angiome.

Ces angiomes profonds constituent des tumeurs
du volume d'une noix en moyenne : nous avons déjà
dit quel était leur siège habituel. La saillie qu'elles
forment est plutôt étalée. La peau qui les recouvre
est légèrement distendue : elle peut conserver sa
couleur normale, mais elle offre le plus souvent une
teinte bleuâtre. Les efforts, les cris amènent une
turgescence ordinairement bien marquée et une
coloration plus foncée. Leur réductibilité est assez
nette et, en tous cas, beaucoup plus marquée que
dans les angiomes ordinaires, grâce à leurs larges
anastomoses veineuses. On n'y a pas encore observé
de battements[1]. En les déprimant avec le doigt on
arrive souvent à percevoir, quand elles existent, les
perforations osseuses qu'ils recouvrent. Les différentes attitudes de la tête amènent dans leur vo-

---

1. Sauf dans les cas de GLATTAUER (*l. c.*) et de DUPLAY (*Arch.
gén. de médecine*, 1877, I. p. 94) ; mais l'absence de contrôle
anatomique ne permet pas de se prononcer sur la véritable
nature de la tumeur. En tout cas, ils étaient isochrones avec
les mouvements du cœur.

lume des modifications assez évidentes : ils diminuent ou même disparaissent complètement quand la tête est maintenue droite et fixe; leur distension maxima est obtenue par la flexion en avant; la flexion en arrière a donné des résultats contradictoires.

Un cas de Dupuytren[1] nous sert de transition entre les angiomes communiquants et ceux qui ne le sont pas. Une tumeur érectile mastoïdienne, observée chez un adulte, recouvrait une perforation osseuse, à travers laquelle elle communiquait avec un kyste cloisonné, multiloculaire. Ce dernier avait refoulé le lobe gauche du cervelet et en occupait la place. Peut-être faut-il voir ici un cas de dégénérescence kystique d'un angiome à la fois extra et intra-cranien?

Avec les *angiomes profonds non communiquants*, la seule particularité qu'on note alors est un état télangiectasique plus ou moins marqué des vaisseaux diploïques. Nous en avons cité quelques exemples à l'anatomie pathologique. Ils siégeaient tous au pariétal. Ce sont des angiomes périostiques; ils sont d'ailleurs plus rares encore que ceux qu'a décrits le professeur Lannelongue.

Diagnostic. — Les angiomes communiquants peuvent donner lieu à des difficultés de diagnostic réelles. On est tenté de les confondre avec le céphalématome, les kystes séreux ou sanguins, la hernie du sinus, l'hydrencéphalocèle, etc., sans compter les tumeurs solides de la région. Celles-ci sont résistantes et n'offrent que rarement la mollesse de l'an-

1. *Cliniq. chirurg.*, 1, p. 3.

giome ; le céphalématome offre un bourrelet dur à sa périphérie, et une zone ramollie au centre ; les kystes peuvent être fluctuants ; mais leur surface est lisse, leur contour régulier. En tout cas, ni kystes, ni hématomes, ni tumeurs solides ne sont réductibles ou érectiles ; on ne trouve pas autour d'eux, comme dans le cas de Treves, des vaissaux ectasiés. Les hernies du sinus ou l'hydrencéphalocèle sont bien réductibles ; mais, dans le premier cas, la réduction est complète et le doigt ne sent plus que la perforation du crâne, tandis que, s'il s'agit d'un angiome, il reste une masse spongieuse plus ou moins épaisse. Dans le cas d'hydrencéphalocèle, la peau n'est que distendue et conserve d'habitude sa coloration normale : la tumeur est transparente ; sa réduction est souvent parfaite et s'accompagne de troubles cérébraux. Quand la réduction est nulle, on devra penser à un kyste et non à un angiome.

Les angiomes non communiquants devront être différenciés des tumeurs liquides ou solides non réductibles. Nous doutons que cette séparation soit bien aisée quand le péricrâne passe au-dessus de la tumeur, comme dans le cas de Virchow. On n'aura plus pour s'aider que la coloration particulière de la peau, la consistance plus ou moins spongieuse de la tumeur, et ses variations de volume. Nous ne pouvons préciser davantage vu le petit nombre de faits existants.

Pronostic. — Les angiomes de la tête comportent en général un pronostic plus grave que ceux du reste du corps. L'extrême vascularité de la région prédispose ceux des parties molles à l'évolution cirsoïde et tout ce qu'il s'en suit ; c'est à la tête qu'on observe en effet le plus souvent cette dégénérescence. A l'égard des angiomes communiquants, il sera d'autant plus sérieux que les moindres inflammations, accidentelles ou chirurgicales, peuvent amener des thrombroses suppurées des sinus (cas de Michaud).

II. Face. — 1° *Angiomes naso-frontaux.* — Ils ont deux lieux d'élection. Un premier est la racine du nez ou du front; un second est le bord cutanéo-muqueux des narines. Ils peuvent être enfin le résultat de l'extension d'un angiome du sillon naso-jugal ou des lèvres.

Le nez peut offrir ainsi des proportions vraiment éléphantiasiques[1], qu'il soit envahi primitivement ou secondairement. Les angiomes de la racine du nez ou du front ont des tendances érectiles très manifestes : ils donnnent souvent lieu à des anévrysmes cirsoïdes. Nous avons déjà cité en partie l'exemple remarquable de Bruns : un angiome caverneux de cette région s'était ainsi transformé à l'époque de la puberté : les ramifications artérielles de la frontale, de l'angulaire de l'œil et même de la temporale étaient devenues variqueuses : à leur suite, les jugulaires, les carotides et le ventricule gauche s'étaient hypertrophiés et dilatés. Il fallut recourir à la ligature de la carotide externe, puis de la carotide primitive. Cette dernière détermina l'affaissement de la tumeur, mais le malade mourut d'embolie.

2° *Angiomes des joues.* — Aux joues, l'angiome est rarement limité à la peau. Les différentes couches sont ordinairement envahies jusqu'à la muqueuse.

---

1. Cfr. VILLARD. *Arch. prov. de chir.*, 1892.

Dans un cas de Follin[1], cependant, celle-ci était indemne; par contre, les gencives étaient atteintes. Dans un autre de M. Peyrot, la langue et le plancher de la bouche étaient simultanément pris[2].

Les altérations de cette région succèdent le plus souvent à celles des paupières, du nez, de l'oreille, des lèvres. Il en résulte que, lorsque la joue est envahie, elle l'est presque tout entière; et on connaît bien ces grandes plaques rouges ou violacées, dites taches de vin si remarquables par leur étendue.

Cependant, à son extrémité interne, se trouve un lieu d'élection pour les angiomes fissuraux : c'est le sillon naso-jugal. Ce sillon est en effet le point de jonction du bourgeon nasal externe avec le bourgeon maxillaire supérieur. Aussi voit-on très souvent les angiomes naître de la racine du nez ou de l'angle interne de l'œil et descendre le long de ce sillon pour atteindre la lèvre supérieure.

Nous avons observé, comme bien d'autres, plusieurs angiomes simples de cette région exactement limités au sillon naso-jugal, faits intéressants au point de vue de la théorie des angiomes fissuraux. Darier[3] a vu des angiokératomes affecter exactement le même siège.

Les grands angiomes plans de la joue, stationnaires depuis l'enfance, n'entraînent presque aucun danger.

Les nævi hyperplasiques, à relief plus prononcé ou à surface bourgeonnante, sont moins bénins. Ils

1. *Traité de Path. ext.*, I, p. 213.
2. Soc. de chir., 31 juillet 1895.
3. *Bull. Soc. dermat.*, 1890.

constituent d'abord une difformité très apparente et fort disgracieuse; à un faible degré, la joue paraît seulement plus grosse; la pesanteur des tissus se révèle par les traits tirés et tombants; chez un officier, que l'un de nous a eu l'occasion d'observer, on aurait cru à l'existence combinée d'une fluxion dentaire et d'une paralysie faciale. Celle-ci existait réellement chez un malade de J. Israël [1]. A un degré plus élevé, on trouve des altérations énormes qui sont un véritable obstacle à la vie sociale, comme pour la malade de Schwartz [2] et la petite Jeanne B... du service du professeur Lannelongue à l'hôpital Trousseau.

Par contre, les petits angiomes, de 5 à 10 millimètres de largeur, arrondis, légèrement saillants, *angiomes boutonneux*, donnent à la figure un cachet nullement déplaisant.

Dans les nævi étendus, le plan osseux sous-jacent réagit par une hyperostose, plus ou moins manifeste, et contribue à augmenter l'asymétrie de la face. Chez notre malade, porteur d'un angiome simple du sillon naso-jugal, la fosse canine paraissait plus pleine du côté malade et la bosse canine était plus accusée.

M. Berger a présenté à la Société de chirurgie un angiome facial intéressant au point de vue des questions de diagnostic ou de pathogénie qu'il soulevait. Un homme de trente ans portait, depuis quinze ans environ, une petite tumeur mollasse, pseudo-fluctuante à la joue et à la région massétérine gauche. On pensa tout d'abord à un lipome. Mais la tumeur offrant des variations de volume, dans les conditions

1. Soc. de méd. berlinoise. 26 juin 1895.
2. Congrès de Chirurgie, 1886, p. 428.

habituelles aux angiomes, le diagnostic fut réformé dans ce sens. En même temps que cette tumeur, il existait un petit noyau dur, situé au-dessous du bord inférieur de l'os malaire. Il fut enlevé et on lui trouva la constitution des calculs salivaires. Un second apparut bientôt au niveau de la fosse canine et sous la muqueuse. Les altérations du canal de Sténon, qui était oblitéré, le siège de ces calculs conduisirent M. Berger à invoquer la lithiase parotidienne pour expliquer leur présence. Mais on peut encore se demander, avec lui, si l'angiome n'était pas pour quelque chose dans le développement de cette lithiase[1].

3° *Angiomes auriculaires.* — Dans ce groupe, il faut comprendre les angiomes de l'oreille externe et de son pourtour immédiat.

Ceux qui naissent au-dessus d'elle ou en avant d'elle s'étendent quelquefois fort loin du côté de la tempe ou de la joue.

Un exemple de Dupuytren[2], dans lequel le pavillon de l'oreille était envahi tout entier, est remarquable en ce que la tumeur, bleuâtre et veineuse en apparence, n'en devint pas moins érectile et pulsatile. Dans un cas de Quénu[3], déjà cité, la réduction d'un angiome superficiel de la région parotidienne s'accompagnait du gonflement brusque de la jugulaire externe.

Ces angiomes auriculaires relèvent de la première fente branchiale et des bourgeons qui la bordent. Sa profondeur originelle permet de lui rattacher

1. Soc. de chir., 28 nov. 1883, p. 886.
2. *Cliniques chirurgicales*, II, p. 3.
3. *Traité de chirurgie*, I, p. 490, note 1.

certains angiomes qui, à première vue, pourraient sembler étrangers à la région. Dans ses leçons orales, le professeur Lannelongue insiste avec raison sur les connexions profondes qu'ils peuvent offrir. Tel est, par exemple, l'observation suivante de Mussey[1] : entre une série de petites tumeurs érectiles occupant la conque, le tragus, l'antitragus, etc., la peau faisait une saillie considérable au niveau de la fosse ptérygoïde et recouvrait sans doute quelque formation angiomateuse profonde. Le malade guérit par la ligature de la carotide primitive. Chez deux malades de Volkman[2] on apercevait dans le fond et sur un des côtés du pharynx une tumeur vasculaire; l'apparence des tumeurs ne laissait guère de doute sur leur nature d'autant plus qu'il existait en même temps un angiome kystique du cou. Ce dernier relevait des fentes branchiales cervicales; mais les tumeurs pharyngiennes appartenaient au groupe des angiomes auriculaires.

4° *Angiomes parotidiens.* — Un dernier exemple, et non des moins curieux, nous est fourni par l'angiome parotidien. L'unique étude que nous possédons sur eux est celle de M. Hartman[3], qui en a réuni 9 cas dont deux personnels. On pourrait ajouter peut-être une observation de M. Notta[4]; mais elle manque de précision ou point de vue du siège et de la nature exactes des lésions.

---

1. *Americ. journ. of the med. sc.*, 1853, in *Gaz. méd. de Paris*, 1854.
2. *Archiv f. Klin. chir.*, 1873, XI, Bd 3, p. 568.
3. *Revue de chirurgie*, 1888, p. 756.
4. *Bull. et mém. Soc. de chir.*, 4 août 1880.

Ces angiomes sont donc extrêmement rares. Ils se développent dans la loge de la parotide et nous paraissent, au point de vue pathogénique, devoir être rattachés à l'occlusion de la première fente branchiale.

Leur évolution est la même que celle des angiomes en général. Mais leurs signes sont ici masqués par l'épaisseur ou la tension des couches fibro-adipeuses qui les recouvrent. Aussi la plupart des observations sont-elles groupées, comme le fait remarquer M. Hartman, sous le nom d'hypertrophie de la parotide.

Dans l'observation de Gascoyen, le développement considérable de la tumeur entraîna la mort par asphyxie.

5° *Angiomes des lèvres.* — Ils comptent parmi les plus fréquents de la face; mais la lèvre supérieure est la plus souvent atteinte. On ne sera pas surpris de cette fréquence, en songeant que l'orifice buccal est le point de convergence de presque tous les bourgeons concourant au développement de la face. Elle résulte de la soudure des bourgeons nasaux internes, maxillaires supérieures et maxillaires inférieures; et c'est précisément la lèvre supérieure, dont le développement embryonnaire est le plus compliqué, qui offre elle aussi toute cette série de malformations dites becs de lièvre, simples ou complexes. Les angiomes nous apparaissent donc bien ici comme une malformation. Nous avons longtemps cherché cependant des exemples de becs de lièvre associés à la présence d'un angiome. On cite des cas de macrochélie avec nævi vasculaires de la face, d'hypertrophie des joues avec nævi du front, de macrochélie avec bec de lièvre[1], etc. Mais nous n'avons connaissance que d'un seul cas de bec de lièvre associé à un angiome : il appartient au professeur Lannelongue[2]. Cette rareté, comme nous l'avons dit, trouve son explication dans les origines de l'angiome. Celui-ci est en effet le résultat de l'exagération du travail plastique qui transforme ou oblitère les fissures branchiales : sa présence ne pourrait donc que difficilement se concilier avec un de ces arrêts de développement.

Les angiomes de la lèvre supérieure résultent souvent des progrès d'un angiome nasal, naso-jugal, ou auriculaire. Ceux de la lèvre inférieure, plus rares, sont aussi plus souvent indépendants.

Outre leur fréquence, les angiomes labiaux ont comme signes particuliers d'être très envahissants, très érectiles et par suite très difformes. Ils ont frappé depuis longtemps les observateurs : Marc-Aurèle Séverin[3] les décrivait sous le nom d'*atrum cruentum labii tuberculum;* ce sont eux qui ont servi de base aux études de Graefe sur l'angiectasie.

Ils sont cutanéo-muqueux la plupart du temps, et d'aspect veineux, c'est-à-dire qu'ils forment une série de bosselures bleuâtres, d'aspect mûriforme. Ils n'en jouissent pas moins d'une érectilité très grande et des plus manifestes. De Graefe rapporte à l'angiome labial les malformations autrefois connues sous le nom de lèvre *léopoldine :* l'em-

---

1. Cfr. *Traité des kystes congénitaux,* par MM. LANNELONGUE et ACHARD, pp. 314, 322, note 2, et p. 323.
2. *Archives gén. de méd.,* 1883.
3. Cité par CRUVEILHIER, II. p. 133.

pereur Léopold était né avec une très grosse lèvre pendante, qui tombait sur le menton, toutes les fois qu'il se mettait en colère !

La lèvre supérieure est souvent transformée en une sorte de trompe molle, cyanotique, qui gêne à la fois la parole et la déglutition. Mais ce n'est pas cependant une règle absolue : l'un de nous a observé un cas très net de ces sortes d'angiomes des lèvres dans le service du professeur Lannelongue : il ne déterminait aucune gêne fonctionnelle et guérit très bien par l'électrolyse.

En comprimant ces angiomes latéraux, on sent quelquefois à leur intérieur des pulsations (Scarpa)[1]. Bérard et Denonvilliers ont vu chez une femme une tumeur du volume d'un œuf de dinde suspendue à la lèvre supérieure par un pédicule d'un centimètre de longueur et deux de largeur.

Par les progrès de leur évolution, ils peuvent arriver à border entièrement l'orifice buccal. Dans le cas qui a servi à la description de de Graefe, la tache n'était pas grosse comme une lentille à la naissance : à 14 ans, les deux lèvres étaient atteintes et la supérieure pendait au-devant de la bouche jusqu'au menton. Il peut arriver que les narines soient en même temps envahies (Vidal)[2].

Bryant[3] a vu un angiome des lèvres rétrocéder peu à peu devant le développement d'un lymphangiome.

---

1. *Gaz. des Hôpitaux*, 1852, n° 50, p. 199.
2. *Traité de path. ext.*, Paris, 1836, III, p. 701.
3. *Guy's hosp. rep.*, XLI, 1882, pp. 101 et 147, obs. III.
4. Cité par LANNELONGUE et MÉNARD, *Traité des affections congénitales*, I, p. 625.

Angiomes maxillaires inférieurs. — Ils ne prêtent à aucune considération bien spéciale. Citons l'observation de Duzéa[1], où un angiome superficiel très étendu de cette région s'accompagnait d'une sorte de boursouflement de la branche horizontale du maxillaire inférieur. Hofmokl[2] a enlevé une tumeur vasculaire non érectile à ce niveau : elle offrait ceci de particulier que la compression, à la périphérie de la tumeur, n'amenait aucune modification dans son volume. L'opération fournit l'explication de ce phénomène; l'angiome n'avait aucune adhérence avec la peau, tandis qu'il était, pour ainsi dire, soudé au périoste : des vaisseaux nombreux unissaient sa circulation à celle de l'os et de sa membrane ostéogénique. Il en résulta une hémorragie fort difficile à arrêter.

Enfin Porta a vu dégénérer en anévrysme cirsoïde une tumeur bleuâtre du menton, qui avait été souvent blessée par le malade, lorsqu'il se rasait.

Diagnostic et pronostic des angiomes de la face. — Le diagnostic des angiomes de la face, si on en excepte ceux de l'orbite, est généralement facile. Ils n'ont donné lieu que rarement à des interprétations erronées. Elles ont été en tout cas promptement corrigées. Guéniot[3] présenta un malade, porteur d'une petite tumeur médio-frontale, à la Société de chirurgie; il émettait à cette occasion la possibilité de trouver là un encéphalocèle au lieu d'un angiome. Mais tous les membres présents, après examen de

1. Th. de Lyon, 1886, obs. XII, p. 78.
2. *Wien. mediz. Presse*, 1880, n° 30.
3. *Bull. et mém. Soc. chir.*, 3e série, II, p. 491.

la tumeur, repoussèrent cette hypothèse et leur opinion ne fut pas infirmée. De même, dans le cas de M. Berger, on pensa tout d'abord à un lipome de la boule graisseuse de Bichat; mais l'érectilité vint rapidement modifier ce premier diagnostic. La faible épaisseur des parties molles ne laisse en effet que bien peu de place au doute : la peau est presque toujours envahie, primitivement ou secondairement, et sa teinte spéciale fait cesser toute hésitation. Les angiomes séro-kystiques étant assez rares, on sera bien plus souvent dans le vrai en pensant au lymphangiome plutôt qu'à l'angiome.

Leur évolution et leur pronostic n'offrent rien qui leur soit bien spécial. Cependant la face est peut-être le lieu où l'on rencontre le plus grand nombre de ces vastes placards næviques étendus en surface, rouges ou vineux, stationnaires depuis l'enfance. Au point de vue des dangers qu'ils offrent, leur importance est quelquefois nulle; il n'en est pas de même au point de vue esthétique.

Les angiomes des lèvres et de la région auriculaire sont les plus graves : les derniers offrent, comme ceux du crâne, une grande tendance à l'évolution cirsoïde, grâce au voisinage d'artères déjà bien développées à l'état normal (Ch. Robin); les autres, situés dans une des régions les plus vasculaires de la face, tendent sans cesse à s'accroître et donnent lieu facilement à des hémorragies.

6° *Angiomes de l'appareil oculaire. — A. Angiomes des paupières.* — Ils existent rarement à l'état isolé; on les rencontre surtout dans les grands angiomes de la face. Ils peuvent occuper à la fois la peau et la muqueuse ou l'une des deux séparément (A. Richet[1]).

A l'état isolé, ils siègent de préférence à la paupière supérieure, de même que le fibro-molluscum. Leur point de départ est l'angle interne de l'œil.

Une observation de Pauli[2] est remarquable par le développement énorme que prit la tumeur. Elle avait eu pour point de départ un nævus de la paupière supérieure, gros comme une lentille à la naissance. Neuf mois après, le nævus avait pris les dimensions d'un œuf de cane ; à trois ans, la tumeur recouvrait l'œil et s'étendait à la face ; à 9 ans, elle recouvrait la moitié du crâne et de la face ; à 11 ans elle était si grosse que le malade la portait dans un petit sac ! Le cartilage du nez était refoulé du côté opposé, et la muqueuse buccale commençait à être touchée. Cette tumeur était molle, élastique, presque douloureuse à chaque changement de temps, et saignait fortement à la moindre excoriation. A la Société de chirurgie, M. Després a présenté, au nom de M. de Saint-Germain, un jeune enfant, chez qui la marche avait été plus rapide encore : la tumeur occupait à la naissance la paupière supérieure ; 11 mois après, elle avait envahi la joue, le front et la moitié correspondante du crâne[3].

L'usage de la vue peut, on le comprend bien, être fort gêné par le développement de ces nævi. Dans les cas légers, il y a seulement un peu de lourdeur de la paupière et de diminution de la fente oculopalpébrale.

1. *Rev. d'ophtalmol.*, 1883, n° 1, p. 12.
2. *Annales d'oculistique*, I, suppl., p. 26.
3. *Bull. et mém. Soc. chir.*, séance du 31 déc. 1873.

B. Angiomes de l'orbite. — On en compte actuellement dans la science un peu plus d'une soixantaine de cas. Ils ont été souvent confondus avec les autres tumeurs vasculaires de la région et *vice versa* ; Guthrie[1] même les considérait tous comme des anévrysmes. Pareille confusion n'est cependant plus possible.

Ils sont le plus souvent primitifs ; mais on voit quelquefois les tumeurs diffuses de la tête ou de la face se propager au réseau orbitaire et produire de l'exorbitisme (Clément Lucas[2], Treves[3]).

On y rencontre les formes ou variétés les plus ordinaires. C'est ainsi que les dilatations variqueuses les accompagnent souvent ; plusieurs ont été décrits sous le nom d'angiomes veineux. Une circonstance assez commune est leur limitation et leur mélange plus ou moins intime avec la graisse de l'orbite ; mais à l'inverse de ce qui se passe pour les membres, ces angio-lipomes sont très fréquemment caverneux, quelquefois même kystiques (Valude[4]). La raison paraît être dans la profondeur de leur siège qui masque leurs premières phases. Ils sont entourés d'une capsule et ne possèdent que des vaisseaux nourriciers sans importance ; on a pu les énucler presque sans hémorragie. Dans le cas de Paris[5] il suffit d'une seule ligature. D'après le professeur Panas[6], ils siègent quatre-vingts fois sur

---

1. *Lect. on operat. surgery of the eye*, London. 1823, p. 158. — Cfr. LAGRANGE. *Traité des tumeurs de l'orbite.*
2. *Lancet*, 18 juin 1881.
3. *British med. Journal*. 1886.
4. Acad. de médecine, 30 juillet 1895.
5. *Bull. Soc. anat.*, 1856, XXXI, p. 79.
6. *Congrès de chirurgie*, 1888, p. 64.

cent dans l'entonnoir musculaire tout autour du nerf optique. Leur volume ne devient jamais bien considérable; le plus gros qu'on ait encore observé avait les dimensions d'un œuf de poule (Hodges)[1]. Les progrès de leur développement et souvent leur point de départ les amènent d'ordinaire à venir faire saillie à l'angle supéro-interne de l'orbite.

Cette élection s'accorde assez bien avec les lois de Virchow; l'angle interne de l'œil est en effet l'extrémité du canal nasal, une des fissures embryonnaires de la face. On peut donc attribuer à ces angiomes une origine fissurale.

Bien que l'origine congénitale soit probable ou indéniable pour un grand nombre, ils comptent cependant parmi ceux qui se développent le plus tardivement. Un malade d'Elouï[2] avait cinquante-deux ans; ceux de de Wecker avaient respectivement cinquante et cinquante-huit ans[3]. On peut admettre, comme pour d'autres régions, que la profondeur de leur siège masque sans doute leur début. Nous savons, d'ailleurs, que les formes lipomateuses ont une évolution habituellement fort lente.

On peut considérer dans leur évolution deux périodes : la première ne se traduit que par quelques symptômes fonctionnels et de l'exorbitisme : l'œil est rejeté de préférence en bas et en dehors. La seconde est marquée par l'apparition d'une tumeur en un point quelconque de l'orbite; mais son siège habituel, en rapport avec la direction de la protru-

1. *Boston med. Journ.*, 1864.
2. *Arch. d'opht.*, II, p. 250.
3. *Gaz. heb.*, nov. 1867.

sion oculaire, est à la partie supéro-interne (Panas).

Cette évolution se fait souvent avec une extrême lenteur : chez le malade de Lebert[1], la tumeur existait depuis vingt-quatre ans.

La vue est ordinairement très compromise ; les progrès de l'affection aboutissent à la cécité complète ou presque complète (cas de De Graefe[2]). L'examen ophtalmoscopique montre en effet de l'œdème papillaire : artères filiformes, veines dilatées et flexueuses, aspect flou du fond de l'œil. Ces signes n'ont d'ailleurs rien de spécial à l'angiome ; ils se rencontrent dans presque tous les cas de tumeurs orbitaires et même intra-crâniennes.

La présence de l'angiome ne paraît pas déterminer des douleurs bien marquées ; plusieurs observations n'en signalent pas ; dans les autres, elle n'est mentionnée que d'une façon incidente.

Les complications communes sont rares. Le professeur Panas a vu s'infecter et suppurer un angiome de l'orbite, au décours d'une fièvre typhoïde[3]. Les complications oculaires sont plus fréquentes. Nous avons déjà signalé celles qui intéressent la vue ; d'autres intéressent la vitalité de l'œil. En effet, la cornée, projetée en avant et privée de la protection du voile palpébral, s'ulcère et se nécrose (Schuh[4], Panas[5]). Dans ce dernier cas la nécrose de la cornée fut suivie d'un phlegmon

1. Cité par Panas, *Arch. d'opht.*, 1883, p. 4.
2. Cité par de Wecker, *Traité*, I, p. 796.
3. Congrès de chirurgie, 1888, p. 64.
4. Cité par Ch. Monod, Th. Paris, 1873, n° 95, appendice, obs. I.
5. *Arch. d'opht.*, 1883, obs. I.

de l'œil et finalement d'ophtalmie sympathique.

Le diagnostic de ces tumeurs est souvent chose fort délicate. Des observateurs de premier ordre, (Dupuytren[1], de Graefe[2], Emrys-Jones[3]) ont énucléé des yeux en même temps que la tumeur, croyant avoir affaire à des néoplasmes malins. Il est des cas cependant où le diagnostic s'impose : on trouve une tumeur orbitaire réductible, érectile, bleuâtre, un nævus palpébral, des veines variqueuses et même des phlébolithes (Samelsohn[4]), en un mot, tous les signes classiques de l'angiome.

Mais la coloration bleuâtre, l'érectilité, la réductibilité, la tumeur elle-même peuvent manquer; les varicosités n'ont pas grande signification et on se trouve en présence de l'exorbitisme seul. Il faut donc analyser avec soin les données cliniques.

Chez un sujet jeune, les confusions pourraient se faire avec le gliome, les kystes dermoïdes ou lymphatiques, l'encéphalocèle. Remarquons cependant que l'angiome de l'orbite est rare dans le jeune âge. Le gliome s'accompagne de douleurs, des signes du décollement rétinien et de phénomènes glaucomateux. Les kystes affectent d'ordinaire le même siège que les angiomes ; mais ils sont moins profonds, latéro plutôt que rétro-bulbaires, et quand ils deviennent évidents ils offrent une résistance uniforme, de la fluctuation, une régularité de contours qui n'est guère le fait de l'angiome.

---

1. Cité par PANAS. *Arch. d'opht.*, 1883, p. 1.
2. *Arch. f. Opht.*, VII.
3. *Brit. med. Journ.*, 13 juillet 1889, II. p. 73.
4. *Berl. Klin. Woch.*, 5 janvier 1880, n° 1, p. 13.

L'encéphalocèle affecte aussi, en général, le même siège; mais la réductibilité, quand elle existe, est complète et s'accompagne souvent de symptômes cérébraux. Avec l'angiome elle est incomplète, laisse subsister une tumeur spongieuse, et ne s'accompagne d'aucun désordre cérébral.

Chez les adultes, le diagnostic sera plus délicat encore; l'apparition tardive de l'exorbitisme en imposera presque fatalement pour un néoplasme orbitaire, si une coloration légère de la peau ou de la muqueuse, des varicosités nombreuses, des alternances de retrait ou de protusion du globe oculaire (Camuset[1]), une marche extrêmement lente ne dirigent l'attention d'un autre côté. Il faut en tout cas rechercher avec soin les signes ordinaires des tumeurs orbitaires ou intra-craniennes, afin de les écarter.

Les anévrysmes artériels ou artério-veineux déterminent en général un exophtalmos pulsatile, du souffle, des sensations subjectives, qui ne sont guère observés dans les cas d'angiome.

Quant au goitre exophtalmique, il suffira, pour l'écarter, d'explorer le corps thyroïde; à moins qu'il ne s'agisse de ces formes frustes, sans hypertrophie thyroïdienne. Le diagnostic deviendrait alors des plus hésitants.

L'œil reprend souvent sa place, la tumeur une fois enlevée. On ne peut pas en dire autant de la fonction; l'œdème papillaire, les tiraillements du nerf optique entraînent souvent des désordres persis-

_____
1. *Gaz d'Opht.*, 1er juin 1882.

tants et la vue demeure nulle ou à peu près (de Graefe, de Wecker, Brunschwig[1]). Le pronostic est donc grave, sans compter que l'énucléation est souvent nécessaire d'emblée ou secondairement, à cause des récidives (de Ricci[2], Panas).

C. Angiomes du globe de l'œil. — Ce sont de vraies curiosités pathologiques, en dehors des cas où la conjonctive bulbaire est atteinte secondairement par les progrès d'un nævus vasculaire de la face. D'après de Graefe et Virchow la conjonctive bulbaire serait surtout atteinte au niveau ou au voisinage de l'angle interne de l'œil. Celinski[3] en a décrit un semblable à une baie de ronce et de couleur violacée : il recouvrait presque complètement l'œil et arrivait jusqu'au voisinage de la bouche. Dans un cas de Schirmer[4], il existait une véritable diathèse angiomateuse, *une angiomatose;* tout le corps du sujet était couvert de nævi; il en existait un sur la conjonctive bulbaire et les veines rétiniennes étaient variqueuses.

Un petit angiome de la conjonctive bulbaire, observé par S. Suell[5] et pas plus gros qu'un petit grain de groseille, contenait des phlébolithes.

Schuh[6] décrit le « fongus » de la choroïde, mais en termes trop peu précis pour qu'on puisse être affirmatif sur la véritable nature de ces tumeurs. Czermak a porté dans un cas le diagnostic d'an-

1. *Arch. d'ophtalm.*, 1889.
2. *Dublin Quaterly Journal*, 1865, nov., p. 338.
3. D'après VIRCHOW, *l. c.*, p 98.
4. *Arch. f. Opht.*, 1860, VII, I, p. 119.
5. *Brit. med. Journal*, 1893. p. 1009.
6. *Path. u. Therapie der Pseudopl.*, p. 719.

giome veineux du corps ciliaire en se basant sur les signes suivants : rougeur et tuméfaction de la conjonctive, qui offrait en même temps trois gros vaisseaux dilatés, cercle d'injection péri-kératique, large d'un centimètre, formé de vaisseaux fins et de veines dilatées en ampoule, accommodation ne se faisant qu'avec beaucoup de lenteur. Il existait enfin de l'astigmatisme hyperoptique[1]. Lawford[2] a observé un angiome de la choroïde, chez un enfant âgé de huit ans. Ce jeune malade offrait un énorme nævus de la moitié correspondante de la face. L'examen de l'œil montra que la partie postérieure de la choroïde était envahie par un tissu d'aspect angiomateux. La rétine était décollée jusqu'au cristallin et au-dessus d'elle existait un large foyer hémorragique. Le cristallin s'était opacifié, ce qui pouvait tenir à la fois aux lésions vasculaires et au décollement rétinien. Un cas analogue est rapporté par Giulini[3] : il s'agissait d'un homme de vingt-quatre ans qui fut pris subitement de cécité mono-oculaire. L'énucléation permit de constater que l'angiome choroïdien occupait la région du coloboma, ce qui est en parfait accord avec la théorie des angiomes fissuraux.

Rappelons, pour finir, le fait assez curieux de Vanclair, auquel nous faisions allusion au sujet de la pathogénie des angiomes. Un enfant de quatre

---

1. Soc. des méd. de Vienne, 20 février 1891, in *Mercredi médical*, p. 100 et S. méd., 1891, p. 76.

2. Opht. Society of London, in *Lancet*, 28 mars 1885, I, p. 566.

3. *Arch. f. Opht.*, XXXVI, p. 1892.

ans présentait des douleurs oculaires persistantes, une injection conjonctivale variqueuse et un miroitement doré du corps vitré. L'examen ophtalmoscopique ayant démontré l'existence d'une tumeur intra-oculaire, on énucléa l'œil, pensant avoir affaire à un gliome. Une coupe de la pièce fit voir, allant du pôle postérieur au pôle antérieur de l'œil, une véritable efflorescence télangiectasique, dont le point de départ était l'artère centrale du nerf optique. La persistance de la circulation hyaloïdienne avait donc créé une sorte d'angiome du corps vitré.

III. Angiomes des cavités muqueuses de la face. — 1° *Fosses nasales.* — Les angiomes peuvent se rencontrer au pourtour des narines, dans les fosses nasales et dans le sinus maxillaire.

Les *premiers* n'offrent que peu d'intérêt au point de vue de leur origine ou de leurs symptômes. La plupart du temps, ils résultent de l'extension des lésions labiales ou géniennes ; alors même que leur existence est primitive, ils se reconnaissent aisément.

Il n'en est pas de même de ceux qui occupent l'*intérieur des fosses nasales*. Ils sont d'abord très rares et ne doivent pas être confondus avec les tumeurs vasculaires, polypes ou fibromes de la même région. M. Luc [1], dans un excellent mémoire, auquel nous ferons de larges emprunts, a eu le mérite de faire cette distinction.

Nous ne connaissons actuellement que vingt

---

1. *Arch. de laryngol.*, 1890, n° 6.

observations d'angiomes des fosses nasales, elles sont dues à Verneuil, Clinton Wagner, Steinbrugge, Seiler, Richet, J. O'Roe, Jarvis, Burckhard, Nélaton, Huguier, Panas, Guyon, Dumesnil, Delavau, Boe, Luc, A. Broca[1], Cobb[2].

Ces angiomes ne semblent pas affecter un siège bien spécial; on les retrouve soit sur la cloison, soit sur les cornets, soit à la voûte (A. Broca). Mais, d'après J. O'Roe[1] ils feraient défaut là où la muqueuse nasale offre déjà une structure érectile, c'est-à-dire au niveau du cornet inférieur et de la partie inférieure de la cloison. Leur structure est celle de l'angiome en général. Dans trois cas, la prédominance du tissu fibreux aurait pu faire classer la tumeur parmi les fibromes. Chez un malade de Richet, comme elle renfermait un grand nombre de cellules embryonnaires et fusiformes, il s'agissait selon toute vraisemblance d'un angio-sarcome. Le cas de A. Broca est analogue; l'examen pratiqué par Cornil montra qu'il s'agissait d'un mélange d'angiome, de sarcome et de myxome; le premier tissu prédominait cependant.

Parmi les symptômes, deux seulement sont à retenir : les hémorragies et l'obstruction de la narine. Celle-ci n'existe souvent qu'à l'état de signe subjectif; le malade de Verneuil avait déjà subi bien des examens avant que l'existence de la tumeur fût reconnue. Tout dépend en effet de l'érectilité qui

---

1. *Bull. Soc. anat.*, 1887.
2. Congrès médical Pan-Américain, section de laryngologie et de rhinologie, 8 sept. 1893. Pour les autres indications bibliographiques consulter le mémoire de Luc.

imprime à son volume des variations incessantes. Les hémorragies sont plus constantes; elles se produisent avec une grande facilité, par la simple exploration au stylet ou au doigt. Leur abondance et leur durée a réduit quelquefois les malades à un état d'anémie très accusé (Cobb), à une véritable cachexie (Verneuil).

Au point de vue diagnostic, on devra se contenter et même se féliciter de reconnaître simplement le point de départ des hémorragies. Le microscope seul peut renseigner sur la véritable nature de la tumeur.

Dans le cas de J. O'Roe, l'angiome, qui occupait la cloison, se serait transformé, quelque temps après l'extirpation, en sarcome. Le sujet était âgé; aussi, comme nous l'avons déjà fait remarquer, il y a lieu de se demander si la tumeur primitive était bien un angiome. Cette observation est, en tout cas, la seule qui ait eu une terminaison funeste : le malade mourut de généralisation. Dans les autres faits, l'intervention, parfois assez compliquée (Verneuil), a eu raison des accidents produits par les hémorragies.

Les angiomes de l'antre d'Highmore sont plus rares encore. Nous n'en connaissons que trois cas. Le premier est dû à Pattison[1] : la région maxillaire supérieure était distendue, bleuâtre; une ponction donna du sang pur, et la ligature de la carotide amena l'arrêt des progrès de la tumeur : deux ans et

---

1. Cité par MACKENZIE, *A practical Treatise on deseases of the eye,* London, 1854, p. 71.

demi après, la guérison s'était maintenue et la région avait repris son aspect presque normal. Le malade de Fines[1], l'auteur du second cas, offrait une saillie très notable des faces antérieure et palatine du maxillaire supérieur et de l'exorbitisme. Une ponction exploratrice, pratiquée à la voûte palatine. ramena du sang. Des injections de perchlorure de fer furent suivies de la guérison. L'observation de Luecke[2] ressemble aux précédentes ; mais les progrès de la tumeur avaient aminci la paroi antérieure du sinus qui donnait la sensation parcheminée. Le diagnostic hésitait entre un kyste dermoïde et une tumeur maligne du sinus. La résection du maxillaire supérieur décidée et pratiquée donna lieu à une hémorragie formidable ; on finit cependant par s'en rendre maître. L'examen de la tumeur la fit classer parmi les angiomes ossifiants.

2° *Cavité buccale.* — Son envahissement secondaire est chose commune dans les énormes nævi de la face. Il est réalisé par l'extension progressive de l'angiome à la joue, à la muqueuse buccale, aux gencives, au palais, à la langue, etc. Il n'est pas rare cependant d'observer la discontinuité des lésions.

a. Palais. — Ce fait s'observe assez souvent au palais (Marjolin[3], Hofmokl[4], Schwartz[5], Keimer[6], etc.). Ses lésions primitives sont rares : on peut citer les

1. *Gaz. des Hopitaux.* 1857, n° 68.
2. *D. Zeitschr. f. Chir.*, 1890, n° 29, p. 85.
3. *In* BOUCHUT, *l. c.*, p. 955.
4. *Wiener Mediz. Presse*, 1881, n° 16.
5. Congrès de chirurgie, 1888.
6. *Deutsch Mediz. Woch.*, 1887, n° 33.

observations de Wagner [1], Scarpa [2], Parmentier [3]
et Bide [4]. Dans ce dernier cas la tumeur était pédiculée et atteignait le milieu du dos de la langue.
La malade, âgée de cinquante-un ans, n'en avait noté
l'existence que depuis quinze jours (?).

b. Langue. — Les angiomes de la *langue* constituent un groupe plus important et surtout plus auto-
nome. Leur étude est assez récente : avant la thèse
de Foucher (1862, Paris), Paletta [5], Maisonneuve [6],
Chassaignac [7], en avaient rapporté quelques exemples. Depuis, les articles de Demarquay [8] et Buisson [9],
le traité de Gaubérini [10] (de Bologne) leur ont consa-
cré quelques pages. Citons ensuite les thèses ou
travaux d'Arragon [11], Yersin [12], Jullian [13], Suzanne [14],
Contenot [15]. Lefebvre [16] en a fait tout récemment le
sujet de sa dissertation inaugurale; c'est jusqu'ici
l'étude la plus complète que nous possédions sur
cette question. Sendler [17], enfin, vient de publier un
court mémoire basé sur deux faits personnels.

1. Cité par Virchow, *l. c.*, p. 97.
2. *Gaz. des Hôpitaux*, 1852, n° 50.
3. *Gaz. méd. de Paris*, 1856, p. 384.
4. *Ann. des mal. des or. et du lar.*, 1877, p. 206.
5. *Esercito pathol. mediol.*, 1820, I.
6. Th. de concours, 1848.
7. *Bull. Soc. de chir.*, 1851-1852, II, p. 157.
8. *Nouv. Dict. de méd. et chir. prat.*; art. « Langue ».
9. *Dict. Encyclop. des sc. méd.*; ibid.
10. *Traité des mal. de la langue*, Bologne, 1879.
11. Th. de Paris, 1880 : *Angiomes des muqueuses*.
12. *Arch. de physiol.*, 15 mai 1886.
13. Th. de Bordeaux, 1885-1886, n° 39.
14. *Gaz. heb. des sc. méd. de Bordeaux*, 1886.
15. Th. de Paris, 1887.
16. Th. de Paris, 1892.
17. *D. Zeitschr. f. Chir.*, XXXVI, p. 536.

L'angiome de la langue est rare : Lefebvre, qui en
a réuni presque toutes les observations, n'en compte
que 45 cas. Les femmes seraient un peu plus souvent atteintes que les hommes (29 fois sur 45). Pi-
nard n'aurait jamais vu d'angiome congénital de la
langue[1]. La plupart, en tout cas, sont d'origine congénitale et, s'ils n'apparaissent pas le jour même de
la naissance, ils se révèlent peu de temps après.
Sur 19 cas, Jullian en cite 11 qui sont dans ce cas.
Il n'en reste pas moins un certain nombre de faits
où l'évolution a été fort tardive (Cruveilhier[2], Paletta, Treves[3]).

Ce n'est guère que dans les cas de nævi très étendus de la face et de la bouche qu'on voit l'angiome
lingual coexister avec des lésions de cette dernière
(cas de Chassaignac[4], de Peyrot[5] et de Jeanne B...).
Le plus souvent, on les rencontre sous forme de
tumeurs isolées, diffuses ou circonscrites. Les premières occupent une grande partie de la langue :
toute une moitié dans le cas de Paletta, la portion
horizontale dans celui de Reverdin[6], la presque totalité de l'organe dans celui de Fisher[7]. Dans ce
dernier fait il s'agissait d'un angio-fibrome, secondaire à un angiome profond du cou. Le cas de Reverdin et Buscarlet rappelait la macroglossie par
l'aspect de la langue, les déformations des dents,

1. Cité par JULLIAN, *l. c.*, p. 17.
2. *Traité d'anat. path. gén.*, II, p. 821.
3. *Transact of the pathol. Soc. of London*, 1888, p. 96.
4. *Bull. Soc. de chir.*, 1851-1852, II, p. 157.
5. Soc. de chir., 31 juillet 1895.
6. *Revue médicale Suisse romande*, 1893, XII, p. 738.
7. In *Arch. gén. de méd.*, 1890, I, p. 367.

des lèvres, etc., et l'examen microscopique démontra que le système lymphatique n'était pas totalement étranger à ces difformités.

Les formes circonscrites paraissent les plus communes. Elles peuvent occuper les bords (Martel [1]), la pointe (P. Broca [2]), la surface convexe (Cruveilhier).

Yersin a rapporté à un angiome un petit kyste hématique trouvé par lui au voisinage du trou borgne.

Rappelons que Barling [3] a rencontré chez un enfant un nævus vasculaire lingual accompagné de macroglossie.

Les angiomes simples se reconnaissent à une teinte rouge foncée ou violacée, à un léger relief et à un épaississement de la muqueuse, quelquefois à un piqueté bleuâtre (Alibert) [4]. Les caverneux diffèrent un peu de ce que l'on voit sur le reste du corps. La muqueuse est bosselée, grâce à la présence des petits lacs sanguins, qui remplacent le réseau des papilles ; la langue paraît ainsi hérissée d'un nombre plus ou moins considérable de petites saillies bleuâtres, parfois nettement kystiques (Jullian). Dans le cas de Reiche [5], elle était bleue noirâtre, de la grosseur d'une pomme et pendait hors de la bouche.

Quand il existe des cavités kystiques ou pseudokystiques plus considérables, la muqueuse est distendue, lisse et bleuâtre (Jullian [6]). Des varices nom-

---

1. *Bull. et mém. Soc. de chir.*, 27 mars 1889, p. 272.
2. *Traité des tumeurs*, II, p. 185.
3. *Lancet*, 1889, I, p. 249.
4. Cité par LEBERT, *Traité d'anat. path.*, I, p. 215.
5. *Rush's Magaz.*, 1836, XLVI.
6. *L. c.*, obs. I.

breuses peuvent se voir à la surface de la muqueuse
ou dans le voisinage de l'angiome.

Chez une petite malade du professeur Le Dentu,
la tumeur était quelquefois douloureuse[1]. Un symptôme plus commun est la sialorrhée ; il n'est pas
d'ailleurs spécial à l'angiome lingual, et se rencontre dans la plupart des états pathologiques de la bouche. Il en est de même de l'embarras de la parole :
le malade « blaise », suivant l'expression admise.

La marche n'est pas toujours très rapide ni très envahissante ; la preuve en est dans l'âge de plusieurs
sujets chez qui s'observent ces angiomes. Aussi, ne
pouvons-nous guère souscrire à l'affirmation de
Cooke[2] : cet auteur prétend qu'ils disparaissent
spontanément. L'un de nous a même observé, à ce
point de vue, un cas très intéressant à la consul-
tation du professeur Duplay, à l'hôpital Beaujon. Les
vaisseaux de la tumeur étaient si dilatés, qu'on aurait pu croire à un anévrysme cirsoïde; cette marche
progressive ne s'observait que depuis quelques
temps. Cette dégénérescence cirsoïde est rare cependant dans les angiomes de la langue ; le cas de
Fisher et le nôtre sont les seuls que nous connaissions. Leur accroissement se fait simplement en
étendue ou en profondeur, soit spontanément, soit
à la suite d'un trauma. Celui-ci peut être d'une nature
un peu particulière; ce sera une brûlure par une
boisson trop chaude (Hunter[3]), une morsure, d'au-

1. In Th. LEFEBVRE, obs. XIX, p. 62.
2. *On cancers, its allies and counterfeits*, London, 1865, p. 146.
3. In Th. LEFEBVRE, obs. VI, et *Transact. of the pathol. Soc.
of the State of New-York,* 1879.

tant plus facile et plus fréquente que la langue est plus volumineuse (cas de Jullian). Les mêmes causes pourront entraîner quelquefois des hémorragies qui semblent d'ailleurs assez communes. Dans le cas de Paletta, l'ulcération ou la rupture d'un vaisseau amena une hémorragie mortelle.

L'observation de Berthod[1] nous montre que la grossesse a sur ces angiomes de la langue les mêmes effets que sur ceux du reste du corps. Mais elle offre ceci de curieux et d'exceptionnel, c'est qu'aux époques menstruelles la tumeur diminuait au lieu d'augmenter.

c. Plancher de la bouche. — Les angiomes du *plancher buccal* ont mérité par leur siège le nom de grenouillette angiomateuse (Dolbeau).

A l'état isolé, ils sont rares et nous ne pouvons guère citer que les observations de Paletta[2], de Dolbeau[3] et de Haynes[4]. L'observation de Dolbeau est remarquable par les rapports qui unissaient la tumeur sublinguale à une autre cervicale et celle-ci aux gros troncs artério-veineux de la région.

d. Gencives. — L'*épulis angiomateuse* ou vasculaire, décrite par Saurel[5], doit être bien rare. Virchow n'en admet guère qu'un seul exemple, dû à Craigie[6] : il s'agissait d'une tumeur du volume d'un

1. *Gaz. méd. de Paris*, 1884, p. 447.
2. *L. c.*
3. *Union méd.*, 1857, n° 117, p. 478.
4. *New York Med. Journal*, 1885, p. 689.
5. *Mém. sur les tumeurs des gencives*, Paris et Montpellier, 1858, p. 24.
6. *Éléments of general and path. anat.*, Edinburg, 1818, p. 178, et VIRCHOW, *l. c.*, p. 95.

gros pois, pulsatile, siégeant à la gencive de la mâchoire inférieure. On peut en rapprocher une observation de Blandin[1], qui enleva, chez une femme de quarante-un ans, une petite tumeur, rouge et saignante, non congénitale, qui se fixait par un mince pédicule à la partie postérieure et interne d'une alvéole de la mâchoire supérieure. La plupart des autres faits et même ce dernier pourraient être envisagés comme de simples épulis bénignes.

On observe plus fréquemment l'invasion des gencives à la suite des nævi généralisés de la face. Elles sont alors lésées sur une grande étendue. Chez la malade de Follin, la muqueuse cerclait de ses bourgeons la couronne des dents, qui en étaient presque entièrement recouvertes. La petite Jeanne B..., admise à demeurer dans le service du professeur Lannelongue, offre des lésions analogues d'un seul côté; elles sont congénitales et ont amené la chute de presque toutes les dents : celles qui restent sont ébranlées et comme luxées en dedans par les bourgeons angiomateux des gencives. Du côté sain, bien que la muqueuse paraisse saine, presque toutes les dents sont tombées et le rebord alvéolaire du maxillaire est transformé en une crête lisse, comme celle d'un vieillard édenté. Ajoutons que plusieurs dents douloureuses ont dû être arrachées; il n'y a pas eu d'hémorragie sérieuse, ce qui est étonnant, étant donné la vascularisation énorme de toute la région.

Diagnostic. — Les angiomes de la cavité buccale paraissent offrir des signes trop nets, trop évidents

---

1. *Journal de méd. et chir. pratiques*, 1848, XIX.

pour donner lieu à des erreurs de diagnostic. Les seules erreurs que nous connaissions sont celles de Dolbeau et de Paletta où la tumeur fut prise pour une grenouillette. Dans le premier cas, il semble que, si les tumeurs vasculaires du voisinage avaient été plus développées, elles auraient évité la confusion ; dans le second l'observation mentionnait des dilatations variqueuses : leur présence aurait pu peut-être faire songer à l'angiome. Chez une malade de Lazarus on crut longtemps à des hémoptysies, jusqu'au jour où l'on découvrit un angiome de la partie postérieure de la langue [1].

IV. Angiomes du cou. — Leur origine fissurale est admise par Virchow. On les rencontre presque tous à la partie supérieure et moyenne. En effet, l'oblitération des fentes branchiales se fait de bas en haut : les inférieures n'ont même qu'une existence très passagère. L'angiome du cou est donc privé en partie des conditions embryonnaires qui favorisent son développement. Cela explique sa rareté relative : sur 151 cas, Porta n'en trouve en effet que 6 pour le cou.

Les tumeurs vasculaires, sanguines ou lymphatiques, de cette région ont été, durant ces dernières années, l'objet de nombreux travaux. Les angiomes se sont ainsi trouvés mêlés, directement ou indirectement, à la plupart des publications sur la pathologie chirurgicale du cou [2].

---

1. Soc. de méd. berlinoise, 23 nov. 1887, in *Sem. méd.*, p. 486.
2. Luigi Monti, *Lancet*, 1er novembre 1873, II, p. 633. — Volkman, *Archiv. f. Klin. Chir.*, 1873, XI, Bd 3, p. 568. — Hueter, *Berliner Klin. Woch.*, 1877, p. 466. — Reclus, *Bull.*

Les angiomes de la *nuque* résultent ordinairement d'un envahissement secondaire. Wardrop[1] cite un cas d'angiome profond caverneux de la nuque et du cou ; il siégeait au-dessous des insertions occipitales du trapèze et du sterno-cl-mastoïdien, et communiquait avec de grosses veines

Nous avons en effet déjà parlé de ces rapports intimes des angiomes caverneux du cou avec les gros troncs vasculaires de la région. Ils s'observent surtout avec les angiomes profonds qu'on rencontre au voisinage des jugulaires, des carotides ou de leur bifurcation.

Volkman en rapporte deux exemples : la tumeur occupait tout un côté de la région cervicale ; elle s'étendait en profondeur jusqu'au pharynx, et en hauteur jusqu'à la base du crâne : on voyait, par la bouche entr'ouverte, les parois antéro-latérales du pharynx soulevées. Dans l'observation d'Israël, l'angiome était, sans doute, tout à fait pré-vertébral ; car les jugulaires, les carotides, le pneumo-gastrique et le grand sympathique étaient refoulés en avant et en dehors ; l'angiome s'élevait jusqu'au trou déchiré postérieur et avait engendré divers troubles nerveux ; l'opération n'y remédia qu'en partie, à cause des adhérences de la tumeur avec le sympathique,

Soc. de chir., 1882, et *Clinique et critique chirurgicales*, 1884, p. 299. — J. WOLFF, *Berliner Klin. Woch.*, 1884, p. 60. — GLUCK, *ibid.*, 28 déc. 1885, n° 52, p. 683. — WEILL, *Prager Mediz. Woch.*, 12 mai 1887. — J. ISRAEL, *Berliner Klin. Woch.*, 13 février 1888, n° 7. — LANNELONGUE et ACHARD, *Traité des kystes congénitaux*, etc. — CHIARUGI, *Tumeurs congénitales du cou Arch. ital.*, VI, 1885). — EISENREITER, Thèse de Munich, 1894.
1. *Medico-chir. Trans.*, 1818, IX, p. 202.

qu'il fallut réséquer, et avec les nerfs du trou déchiré postérieur, qui furent tiraillés. Il en résulta des phénomènes parétiques du côté de l'épaule et des troubles vaso-moteurs du côté de la face.

Ces angiomes profonds offrent, comme on le voit, des particularités cliniques intéressantes.

Très souvent ils sont formés par de grosses poches kystiques ou pseudo-kystiques ; dans le cas de Luigi Monti, elles atteignaient presque le volume de la tête de l'enfant qui en était porteur. Elles sont fluctuantes et quelquefois réductibles avec la dernière évidence (cas de Reclus).

Leurs riches anastomoses suffisent à expliquer ce symptôme. Dans le cas de Kœnig, la réduction complète s'accompagnait de syncope. Tout autour de ces tumeurs ou à leur surface, se dessine quelquefois un réseau veineux plus ou moins variqueux. Dans un cas, observé par l'un de nous à l'hôpital Trousseau, on voyait plusieurs veines jugulaires antérieures très dilatées et ayant de la tendance à devenir variqueuses. Elles rayonnaient autour de l'angiome situé à mi-hauteur du bord antérieur du sterno-mastoïdien. Ces nombreux vaisseaux expliquent peut-être l'insuccès de l'électrolyse dans ce cas particulier.

A côté de ces types fort nets, il en est dont la nature est bien moins évidente. Il peut arriver que les communications des cavernes entre elles masquent la réductibilité, en empêchant le sang de fuir dans une direction unique. Si nous ajoutons que la peau est quelquefois parfaitement normale, on comprendra les confusions qu'ont pu faire les personnes même les plus compétentes et que rapportent Lannelongue et Ménard [1].

Ces angiomes pseudo-kystiques offrent en effet la plus grande ressemblance avec le lymphangiome, dont le cou est un lieu d'élection. Si la tumeur est irréductible, si son volume est invariable, on pourra tout d'abord recourir au signe que nous avons vu souvent rechercher par le professeur Lannelongue, à l'hôpital Trousseau ; il consiste à placer le sujet la tête en bas. Au bout de peu d'instants, la tumeur s'étend, augmente de volume, si elle est angiomateuse. La ponction nous donne encore d'autres éléments de diagnostic, mais il faut savoir les interpréter. Si le contenu du kyste est séreux et un peu huileux, on songera au lymphangiome : on pourra même l'affirmer. S'il est sanguin, il faudra l'examiner de fort près : l'altération des hématies, la présence de globules graisseux seront encore des arguments en faveur du lymphangiome.

Ce dernier signe a permis à M. Lannelongue [2] d'affirmer dans un cas la véritable nature d'une tumeur cervicale. Aussi considérons-nous comme fort suspect l'exemple d'angiome kystique emprunté à Després par M. Duchemin [3], et où le liquide était mélangé de quelques gouttelettes graisseuses. L'évolution du kyste après la ponction peut encore éclairer le diagnostic : le kyste lymphatique ne se reproduit pas, au moins tout de suite ; le caver-

---

1. LANNELONGUE et MÉNARD, *Traité des affections congénitales*, I, p. 644.
2. *Ibidem*, p. 643, obs. LXXXV
3. Th. Paris, 1880.

nome, au contraire, reparaît bientôt avec son volume initial.

Tels sont, en résumé, d'après MM. Lannelongue et Ménard, les signes qui devront nous guider dans les cas difficiles.

CHAPITRE XIII

ANGIOMES DU TRONC ET DES ORGANES GÉNITO-URINAIRES EXTERNES

Sommaire. — Angiomes du tronc : formes et variétés. — Angiomes des organes génito-urinaires : *a*, de l'homme ; *b*, de la femme : grandes lèvres, clitoris, méat urinaire, vagin. — Confusion fréquente avec les polypes vasculaires, papillomes, etc. — Angiomes du sein.

Angiomes du tronc. — Porta n'en cite que 16 cas sur 151 : la proportion que donne Parker est beaucoup plus élevée, 96 sur 320. Par contre, ils n'acquièrent pas souvent une importance chirurgicale. Ils ne semblent pas non plus avoir de siège d'élection, sauf, peut-être, la région scapulaire.

a. Région axillaire. — Ormerod, cité par Paget [1], aurait enlevé de l'aisselle d'une femme de 60 ans une tumeur pédiculée, pulsatile, qui s'était accrue depuis peu. Tout récemment M. Thibierge [2] observait une tumeur axillaire offrant la consistance

---

1. *Lectures on surg. pathol.*, II. p. 276.
2. *Soc. fr. dermat. et syph.*, nov. 1891.

d'un angiome, et se recouvrant de petites vésicules bleuâtres qui, peu à peu, devenaient transparentes comme celles de l'herpès.

Les adénites très molles de cette région pourraient à la rigueur simuler un angiome profond. On devrait, en tout cas, dans le diagnostic différentiel, tenir compte de la possibilité de cette confusion.

b. Région thoracique antérieure. — Les nævi étendus y sont rares. L'un de nous a eu l'occasion d'observer un jeune soldat qui portait au-devant des pectoraux, et de chaque côté, de grands placards bleuâtres très pâles : ils s'arrêtaient au niveau de la ligne médiane et chacun d'eux dépassaient les dimensions d'une main ouverte ; le même sujet offrait un nævus variqueux peu accusé, étendu de l'oreille à l'œil et à la joue du côté droit. Bouchut[1] a vu, chez un enfant, un nævus congénital pré-sternal de couleur rouge s'entourer de quelques veines variqueuses. E. Monod[2] et Vincent[3] ont décrit, le premier, un angio-lipome et le second un angiome musculaire de la région pectorale.

D'après Morgan[4], un nævus pré-sternal se serait transformé en un fibro-molluscum énorme, pendant au-devant de la poitrine, et dont la base s'étendait du sternum à l'aisselle.

c. Parois abdominales. — Une malade du professeur Duplay[5] offrait de grandes bandes angioma-

---

1. *Traité des mal. des enfants.* p. 960.
2. *Journal des Soc. méd. de Bordeaux.* 1er janvier 1882, p. 6.
3. *Lyon médical*, 1877, XXVI, p. 634.
4. Cité par REBOUL, *Arch. gén. de méd.*, 1893, II, p. 152.
5. *Gaz. heb.*, 11 juin 1892, p. 285, n° 24.

teuses allant des lombes à la ligne blanche, en contournant un des flancs; elles figuraient assez bien la distribution des nerfs abdomino-génitaux. Birkett[1] a enlevé de l'abdomen d'un homme de vingt-cinq ans une masse du poids de deux livres provenant d'un nævus congénital : il s'agissait, sans doute, d'une de ces dégénérescences fibreuses ou molluscoïdes dont Reboul a rapporté de si nombreux exemples. On pourrait peut-être attribuer à l'angiome, ou à une de ses variétés, une petite tumeur pédiculée de l'ombilic, qui saignait à chaque époque menstruelle, et que Bonsquet a présentée sous le nom de papillome[2]. Colombes[3] (de Lisieux) a observé une tumeur vasculaire hémorragique apparue chez une femme de trente-six ans et en a fait un angiome ombilical.

d. Région dorsale et fessière. — La région scapulaire est assez souvent atteinte.

Les variétés lipomateuses paraissent aussi plus fréquentes qu'à la partie antérieure du tronc, où se rencontrent de préférence les dégénérescences molluscoïdes et fibreuses.

Lannelongue et Ménard[4] ont vu, chez une fillette de quatorze mois, un lipome de la partie supérieure et médiane du dos, gros comme une mandarine, et qui semblait résulter de la transformation d'un angiome de la même région. Le contraire aurait été

---

1. *Pathol. Catalogue of the Museum of Guy's Hosp.*, London, 1861, n° 1656.
2. *Bull. Soc. chir.*, 1887, p. 423.
3. *Ibidem*, séance du 9 mars 1887.
4. *L. c.*, p. 701.

observé par Billroth[1] ; un lipome scapulaire serait devenu caverneux. Fochier[2] a disséqué au thermocautère un angiome lobulé de la région scapulaire ; cette structure lobulée fait encore songer à un angiome lipomateux. Il s'agissait aussi, sans doute, d'une variété analogue dans cette observation d'Edw. Lawrie[3] (de Lahore) : un Hindou portait à la partie supérieure de la région scapulaire une tumeur mobile sous la peau, mais adhérente dans la profondeur. L'énucléation se fit sans encombre et allait s'achever quand, au dernier coup de bistouri, un jet énorme de sang se produisit. Pour arrêter cette hémorragie formidable, il fallut lier la sous-clavière. Le malade n'en mourut pas moins le troisième jour. La tumeur enlevée était fibreuse dans sa partie superficielle, spongieuse et vasculaire dans ses couches profondes.

A la région lombaire, Bellouard[4] a rencontré un angio-fibrome développé au niveau du muscle sacro-lombaire. Sa réduction, par la compression, s'accompagnait d'une sensation spéciale de crépitement, due à la présence de nombreux phlébolithes. Signalons encore quelques cas d'angiomes au niveau d'un spinabifida. Parfois l'angiome s'ulcère et sa cicatrisation détermine la disparition du spinabifida.

Au niveau de la région sacrée, le professeur Tillaux[5] a enlevé à l'anse galvano-caustique une tumeur

---

1. Cité par J.-A. WYETH, *Encyclopédie intern. de chir.*, III, p. 475.
2. *Lyon médical*, oct. 1878, XXX, p. 479.
3. *Lancet*, 1er juin 1881, p. 12.
4. *Bull. Soc. anat.*, 1878, p. 539.
5. *Soc. de Chirurgie*, 1er juillet 1874.

érectile. Elle avait 14 centimètres de hauteur sur 11 de largeur. La malade, une jeune fille de seize ans, avait déjà subi des cautérisations répétées qui n'avaient eu d'autre résultat que d'amener des hémorragies et de la réduire à un état d'anémie très prononcé. On trouvait à la périphérie de cette tumeur des artères aussi grosses que la radiale. J. Reboul cite un cas d'angiome lipomateux de la fesse, développé près du sillon inter-fessier; il se pédiculisa avec le temps et, entre sa forme et son siège, devint très incommode.

Dans la région sacro-coccygienne l'angiome n'est pas rare (Buzzi [1]). La glande de Luska est une glande vasculaire en relation très étroite avec l'artère sacrée moyenne (Arnold).

Diagnostic. — Les angiomes du tronc peuvent offrir de sérieuses difficultés au point de vue du diagnostic. Leur parenté, leurs ressemblances, leurs associations avec le fibrome mou et le lipome, justifient bien des erreurs. Elles sont presque sans conséquence, quand il s'agit de se prononcer entre un angiome ou un molluscum. Malheureusement l'erreur peut être plus grave : nous venons de citer l'exemple de Lawrie. Celui de Wallis [2] est tout aussi instructif : un homme de quarante-quatre ans présentait une tumeur de la région scapulaire gauche; elle avait pris en quatre mois un volume assez considérable. On porta le diagnostic de sarcome. La tumeur fut enlevée et le microscope révéla la pré-

1. Buzzi, *Virchow's Archiv f. path. anatomie.* 1887, p. 9.
2. *Pathol. Society of London*, séance du 7 nov. 1893.

sence d'un angiome. L'erreur de l'auteur paraît bien naturelle ; mais que serait-il arrivé s'il avait voulu être plus radical ? Une désarticulation inter-scapulo-thoracique serait un bien gros sacrifice pour un angiome.

Organes génito-urinaires. — *a. Homme*. — L'angiome primitif est ici assez rare : Porta et Parker donnent à peu près la même proportion : 3 à 4 p. 100 du nombre total des angiomes du corps. Il s'agit le plus souvent de petites tumeurs sessiles du scrotum ou du pénis : dans ce dernier cas, elles sont indépendantes des corps caverneux (Vidal[1]). Rivington[2] a enlevé un nævus lipomateux de la région périnéo-scrotale. Le méat urinaire pourrait être le siège de productions angiomateuses du type variqueux (Holmes[3]) ou artériel (Prescott Hewett[4]).

Ce qui est un peu moins rare, c'est de voir une partie du scrotum envahie par les nævi étendus du membre inférieur. Les lésions ne dépassent généralement pas la ligne médiane.

b. Femme. — Chez la femme, l'angiome se rencontre surtout aux grandes lèvres. C. Paul[5] a guéri par l'inoculation vaccinale un angiome superficiel de cette région. Quénu[6] a observé la présence d'un gros lipome, à marche rapide, au-dessous d'un petit nœvus de la grande lèvre, chez une fille nouveau-née. Comme ailleurs, l'angiome peut offrir la dégénéres-

1. *Traité de path. ext.*, Paris, 1855, V, p. 269.
2. *Lancet*, 27 oct. 1877, II, p. 608.
3. *Transact. of the pathol. Soc. of London*, XV, p. 95.
4. Cité par Holmes.
5. Acad. de méd., séance du 20 sept. 1881.
6. *Bull. et Mém. Soc. de chir.*, 1890, février.

cence kystique (Volkmann)[1]. L'accouchement ne paraît pas toujours étranger à leur production ou tout au moins à leur accroissement.

Les angiomes du méat urinaire ou de son voisinage immédiat sont des raretés. Rizzoli[2], dans un travail sur les tumeurs vasculaires du méat, n'en cite que deux cas. Le premier relatif à une femme de soixante ans; le second à une petite fille de neuf ans. Ce dernier est le plus autenthique : l'angiome avait envahi une partie des grandes lèvres, du méat et surtout le clitoris; il y avait un peu de gêne de la miction. Rizzoli pratiqua une clitoridectomie partielle. Il eut l'occasion de revoir sa malade onze ans plus tard : elle était guérie, mariée et avait mis au monde trois enfants, lors de son premier accouchement. Laugier[3] aurait vu, chez une jeune femme, une tumeur érectile circonscrivant le méat et s'étendant jusque dans le vagin. M. P. Petit citait récemment un exemple d'angiome du méat donnant lieu à quelques douleurs et à des hémorragies[4]. Mais nous ne saurions affirmer s'il s'agissait là d'un véritable angiome ou d'une de ces tumeurs vasculaires du méat qui ne sont que des polypes ou papillomes, voire même de simples prolapsus de la muqueuse uréthrale étranglée à sa base[5].

C'est à une de ces dernières tumeurs qu'on devra songer dans la pratique vu la rareté de l'angiome.

1. *Arch. f. Klin. Chir.*, 1875, XII. Bd 3, p. 568.
2. *Bolletino delle Scienze mediche*, 1873, et NEPVEU, *Gaz. méd. de Paris*, 1874, p. 7.
3. *Arch. gén. de méd.*, 1834, p. 203.
4. *Bull. Soc. anat.*, séance du 12 juillet 1889, p. 468.
5. Cfr. POZZI, *Mercredi médical*, 23 juillet 1890.

On cite quelques cas d'angiome du sein (Alibert[1], Cooper Forster[2], Image[3], etc.). L'observation d'Image est intéressante en raison des douleurs qui conduisirent à pratiquer l'amputation du sein. Sendler[4] décrit un nævus pédiculé du sein qui doublait de volume à chaque période menstruelle.

1. *Nosologie naturelle*, p. 337.
2. *Guy's Hosp. rep.*, 1873, XVIII, p. 54.
3. *Medico. chir. Trans.*, XXX, p. 109.
4. *Deutsche Gesellsch. f. Chir.*, 1889, compte rendu du *Centralbl. f. Chir.*, p. 52 (Appendice).

CHAPITRE XIV

ANGIOMES DES MEMBRES

Sommaire. — Fréquence. — Distribution topographique.
Variétés. — Diagnostic.

Les statistiques de Porta et Parker s'accordent à
ne les faire entrer que pour un huitième environ du
nombre total de cas qu'ils ont observés. Le membre
supérieur paraît plus souvent atteint que l'inférieur.

Les traités classiques sont à peu près muets sur
leur distribution topographique.

Elle ne semble pas cependant livrée au hasard.
Les angiomes *diffus* du membre inférieur s'inter-
rompent volontiers au genou, ou ne sont plus représentés que par une bande occupant un de ses côtés.
Ceux du membre supérieur envahissent soit le coude,
soit la région radio-carpienne et les doigts.

Les grands angiomes diffus des membres s'accompagnent souvent de varices. On les observe aussi
bien chez les adultes que chez les enfants (cas de
Bryant[1]). Rappelons aussi que c'est avec les grands

1. Cfr. *Anat. Path.*

angiomes diffus des membres qu'on observe ces troubles trophiques : allongement, déviation du squelette, hyperhydroses plantaires, hypertrophies des poils et des ongles, ulcérations, etc.

Les angiomes *circonscrits* les plus intéressants sont les sous-cutanés. Ils doivent être divisés en lipogènes et phlébogènes (Virchow). Les premiers, ordinairement isolés, occupent simplement le tissu cellulaire sous-cutané ; mais ils siègent de préférence au voisinage des articulations : au membre supérieur, et par ordre de fréquence, c'est à l'épaule, à l'avant-bras, à la main, aux doigts qu'on rencontre les plus nombreux. Au membre inférieur leur siège d'élection paraît inverse, la cuisse et le voisinage du genou seraient plus souvent atteints que le pied et la jambe.

Les angiomes circonscrits des extrémités, notamment ceux des doigts, paraissent jouir avec ceux de la tête du triste privilège de la dégénérescence cirsoïde. C'est aux extrémités que Nicoladoni[1] a observé le plus grand nombre de phlébartériectasies. Plusieurs observations peuvent être citées : celle de Fergusson[2], de Dénucé, cité par Broca, d'Israël, de Lawrence[3], de Russel[4], etc. Les mémoires de Gosselin[5], de Letenneur[6], la thèse d'agrégation de Terrier abondent en faits semblables. Il est fort probable que leur développement est singulièrement

1. *Archiv f. Klin. Chir.*, 1875, IV, p. 711.
2. Cité par Smith. *Med. Times and Gazette*, 16 août 1851.
3. *Medic. chir. Trans.*, 1818, IX, p. 216.
4. *London med. Gaz.*, 1813, XVII, p. 367.
5. *Arch. gén. de méd.*, 1867, II, p. 641.
6. *Arch. gén. de méd.*, 1865, II, p. 669.

favorisé par la richesse vasculaire de la région et peut-être par les canaux d'anastomoses de Sucquet.

Les angiomes phlébogènes se rencontrent surtout le long des veines sous-cutanées de la main et de l'avant-bras. Ils sont circonscrits, peu volumineux (volume d'une noisette ou d'une noix), caverneux, mais très nombreux; Esmarch[1] en a rencontré environ 40 sur le même sujet et Schuh[2] des centaines. Chez la petite Jeanne B... du service du professeur Lannelongue, le membre inférieur gauche est couvert de grandes taches planes, de nuance violacée, interrompues d'ailleurs au niveau du genou et de la cheville; la jambe droite offre de nombreux petits nodules sous-cutanés, gros comme une lentille, au-dessus desquels la peau est à peine bleuâtre; ils sont manifestement en rapport avec les veines, légèrement variqueuses elles-mêmes.

Les phlébolithes paraissent se rencontrer de préférence dans les angiomes des membres, et, spécialement chez ceux qui s'accompagnent de l'envahissement du réseau radiculaire veineux. On les rencontre quelquefois en très grand nombre. Dans un cas d'angio-lipome à phlébolithes du fléchisseur superficiel de l'avant-bras, opéré par le professeur Tillaux, la réduction de la tumeur s'accompagnait de crépitation[3].

Aux membres, l'aspect clinique de l'angiome est très varié. Tous les types, nous venons de le voir, s'y donnent pour ainsi dire rendez-vous. Les nævi

---

1. *Virchow's Archiv*, VI, p. 34.
2. *Wiener Mediz. Woch.*, 1861, n° 48, p. 713.
3. MAGON, *Bull. Soc. anat.*, 1875, p. 205.

superficiels, les grands angiomes caverneux se reconnaissent aisément. Ces derniers quelquefois envahissent muscles, gaines, nerfs et os. Nous avons déjà cité les cas de Lamorier, Cruveilhier, J. et Ch. Audry, Fergusson, etc.

Les tumeurs circonscrites et, surtout, les formes lipomateuses ou fibreuses, assez fréquentes ici, sont d'un diagnostic plus délicat. La confusion la plus commune est celle qui les fait prendre pour un lipome simple. La consistance du lipome vrai est cependant plus ferme, moins mollasse que celle de l'angiome ; le premier adhère souvent dans la profondeur, comme l'ont démontré les recherches de Lannelongue et Ménard sur les lipomes périostiques ; mais cette adhérence se dessine du côté des os alors que dans l'angiome elle se fait du côté des espaces inter-musculaires ou des vaisseaux. Le lipome ne change pas de volume ; les angio-lipomes varient toujours un peu ; c'est ainsi que sur un de nos malades, les palpations ou pressions les plus variées, l'application circulaire de la bande d'Esmarch, en amont de la tumeur, étaient demeurées sans résultat, parce que le pédicule de la tumeur s'enfonçait dans un espace interosseux ; par contre le sujet affirmait que l'hiver déterminait une augmentation de volume de la tumeur. Le lipome est rarement douloureux[1] ; il est au contraire assez commun de voir l'angiome sous-cutané lipomateux s'accompagner de névralgies spontanées ou provoquées. Il va sans dire que, lorsque la peau est bleuâtre, que

1. SEVEREANU (de Bucharest), in *Arch. prov. de chirurgie*, 1894.

la réductibilité s'opère plus ou moins parfaitement, etc., le diagnostic ne peut demeurer en
suspens.

Dans quelques cas le diagnostic de fibrome ou de
névrome a été porté (Notta[1], Terrillon[2], Le Dentu[3]) :
cette confusion est facile dans les formes angio-
scléreuses, ou bien quand il existe des douleurs et
que la tumeur siège au voisinage d'un nerf.

Chez une femme de trente ans, observée par Bar-
ton[4], on put croire à une hernie ; l'angiome, qui
était de nature lipomateuse, occupait le pli de l'aîne.
Mais, sous l'influence d'une pression soutenue, il
diminuait peu à peu de volume, tandis qu'il se tuméfiait aux périodes menstruelles.

Avec les angiomes diffus sous-cutanés, le diagnostic
est souvent non moins délicat. Chez une petite
fille de sept ans, observée par Devilliers[5], les faces
dorsales de la main et des doigts étaient tuméfiées ;
ce symptôme étant apparu avec les premiers froids
de l'hiver, on pensa tout d'abord à des engelures.
Dans un autre cas (Forgue)[6], la tumeur occupait
un seul doigt et la peau offrait une pigmentation
brunâtre : il fallut l'étude attentive des commémoratifs et des signes cliniques pour ne point croire à
une ostéo-arthrite chronique.

Une erreur plus grave, quoique difficile à éviter,

1. *Bull. et Mém. Soc. chir.*, 1877, pp. 664 et 704.
2. *Progrès méd.*, 1884, p. 983.
3. *Clinique chir.*, Paris, 1892, p. 239.
4. *Dublin. Quarterly journal of the Med. Sc.*, sept. 1876,
p. 253.
5. *Bull. Soc. anat.*, 3 mars 1876, p. 215.
6. *In* GAZEL, Th. Montpellier, 1893, p. 30, obs. III.

est celle que rapporte Nauwerk[1] : un homme de cinquante-deux ans offrait depuis peu de temps une tumeur pulsatile de l'extrémité inférieure de la cuisse. On pose le diagnostic sarcome, et l'amputation est faite. L'examen microscopique montra qu'il s'agissait d'un superbe angiome caverneux. Nous avons déjà parlé du cas de Wallis, où la même erreur fut faite pour un angiome de l'épaule. C'était encore une de ces tumeurs vasculaires à évolution tardive, dont les exemples sont rares, mais pour laquelle la confusion est bien excusable, vu l'âge des sujets et l'accroissement quelquefois très rapide de la tumeur. Avant de se prononcer on explorera donc la peau avec soin pour essayer de découvrir la trace d'un nævus vasculaire ; il est vrai que celui-ci a bien le droit de dégénérer en sarcome. Dans ce cas, néanmoins, les hémorragies et les douleurs sont fréquentes. Celles-ci sont plus rares avec l'angiome. En fin de compte, on tentera un examen microscopique d'une parcelle de la tumeur. Mais, certes, on sera rarement amené à cette extrémité.

Un angiome de la main, observé par le professeur Lannelongue[2] chez un nouveau-né, rappelait à s'y méprendre un doigt surnuméraire imparfaitement développé. Il siégeait sur le bord cubital de la main, au voisinage de l'auriculaire, avait un aspect flétri, un pédicule long et grêle. Mais l'absence complète d'un ongle, même rudimentaire, à son extrémité, sa réductibilité partielle, firent écarter le diagnostic qui se présentait le premier à l'esprit. C'était, en

1. *Virchow's Archiv*, CXI. p. 211, et *Centralblatt f. Chir.*, 1887. p. 600.
2. *Bull. et Mém. Soc. de chir.*, 1881, p. 852.

effet, un angiome ; il présentait en même temps quelques kystes.

Les angiomes profonds, musculaires et autres, sont le plus souvent méconnus. La peau n'offre que rarement des nævi, concomitants comme dans le cas de Liston. Plus rarement encore rencontre-t-on des phlébolithes, comme dans les observations de Tillaux[1]. C'est aux changements de volume de la tumeur qu'on devra surtout s'adresser pour le diagnostic. Duncan[2], Tillaux, L. Tripier[3] ont pu reconnaître ainsi des angiomes profonds qui auraient été méconnus sans cela : on pourra, dans ce but, utiliser avec avantage l'application de la bande d'Esmarch.

Quant aux angiomes des os, leur rareté et l'obscurité de leurs symptômes nous dispensent d'insister sur leur diagnostic. La plupart du temps on intervient dans la pensée qu'il s'agit de quelque ostéite (Verneuil) ou tumeur maligne (Roughton[4]).

---

1. *Bull. et Mém. Soc. de chir.*, 1875, p. 221, et *Journ. de méd. et de chir.*, 10 février 1894, p. 93.

2. *Brit. med. Journal*, 3 nov. 1888, p. 984.

3. *Ac. de méd.*, 1891.

4. *Med. chir. Trans.*, 1890, LXXIII, p. 69.

DEUXIÈME PARTIE

CHAPITRE XV

ANGIOMES INTERNES OU VISCÉRAUX

1° Angiomes du foie.

Cruveilhier [1] les décrivait déjà avec soin dans ses premiers travaux. Les caractères des angiomes du foie sont en effet très typiques et on les cite partout en exemples.

Ils contituent de petits noyaux du volume d'un pois ou d'un grain de chénevis. Ils siègent le plus souvent au-dessous de la capsule du foie, qu'ils soulèvent légèrement ; ils ne forment jamais de tumeur proprement dite. On les rencontre surtout à la face convexe, sur les bords, et au niveau du ligament suspenseur ; mais il n'est pas rare d'en trouver en plein parenchyme hépatique. A leurs limites existe une capsule fibreuse vraie, ou plus souvent

---

1. *Essai sur l'anat. path.*, Paris, 1816, II, p. 133.

une pseudo-capsule, résultat du mélange d'un peu de tissu embryonnaire et de tissu hépatique condensés.

A la coupe, ils offrent une certaine résistance et une coloration rouge violacé qui les différencie assez nettement du reste de l'organe. Cette coloration a dû les faire confondre autrefois avec les apoplexies du foie. Leur disposition caverneuse est très souvent fort remarquable : par le lavage et le râclage on met en évidence une sorte de charpente fibreuse étoilée; entre ses rayons se voient les cavernes.

Examinée dans ses détails, la structure des angiomes du foie ne diffère guère de celle que nous avons déjà décrite à propos des angiomes externes. Ils sont en relation de voisinage et d'anastomoses avec les différents systèmes de vaisseaux sanguins du foie. On peut les injecter par l'artère ou les veines hépatiques et par la veine-porte.

C'est l'étude microscopique des angiomes du foie qui a conduit Virchow et Pilliet à supposer l'existence d'un processus vasculaire néoformateur. Pour ce dernier auteur, l'angiome débuterait par une sorte de d'hépatite interstitielle, caractérisée par des agglomérats embryonnaires. Peu à peu se développeraient des vaisseaux, soit directement, au sein de ces plaques laiteuses, suivant l'heureuse expression de M. Quénu, soit indirectement par le bourgeonnement des vaisseaux du voisinage.

Nous avons vu que ces angiomes du foie n'ont, d'ordinaire, que des proportions assez petites. Mais ils en prennent quelquefois d'énormes. Virchow en cite un qui avait envahi le lobe de Spiegel tout entier; Richerolle[1] a présenté à la Société anatomique un angiome de toute une moitié du foie, et à ce sujet le professeur Cornil rappelait que, dans une présentation antérieure, il avait montré un angiome total de l'organe. En l'absence du volume, le nombre de ces formations peut être assez considérable : on en a compté jusqu'à 10 et 12 sur le même sujet.

Mais jusqu'ici l'angiome du foie n'est pas sorti du domaine des curiosités pathologiques. Sa véritable nature est elle-même controversée.

On l'a toujours donné comme l'exemple le plus élégant des angiomes en général, et du caverneux en particulier. Mais il est très probable qu'il ne s'agit ici encore que de formations angiectasiques, et non d'angiomes vrais. Rokitansky[2] signalait déjà la coexistence du cancer et des angiomes du foie. Les travaux de Journiac[3], Chervinsky[4], Hanot et Gilbert[5], Beneke[6], Burckhard[7], ont signalé leur coexistence avec plusieurs états morbides du foie et, en particulier, dans ceux qui s'accompagnent de troubles circulatoires : foie cardiaque, hépatites congestives, athéromes, etc. Il est donc très plausible d'admettre que les ectasies simples ou caverneuses sont le résultat des modifications pathologiques des vaisseaux et de la circulation.

Cette origine, tout en jetant quelque lumière sur

1. Séance du 5 juin 1891.
2. *Entwickelung der Krebsgerüste*, p. 16.
3. *Archives de physiol.*, 1879.
4. *Ibid.*, 1883.
5. *Études sur les maladies du foie*, 1891.
6. *Arch. für pathol. Anat. u. Phys.*, CXIX, 1, 1890.
7. Thèse de Wurtzbourg, 1894.

la pathogénie générale des angiomes vrais, ne permet pas cependant de classer d'une manière absolue, parmi ces derniers, les angiomes du foie.

L'angiome vrai du foie, l'angiome congénital actif, serait en effet d'une grande rareté. Hanot et Gilbert n'en citent que deux cas (Steffen[1] et Chervinsky). Tous deux, en raison de leur volume, s'étaient révélés pendant la vie par l'hypertrophie de l'organe. Mais le diagnostic est toujours obscur, à moins qu'il ne coexiste des signes stéthoscopiques (Schvœtter)[2].

L'angiome du foie n'est donc le plus souvent qu'une lésion secondaire, passive, relevant soit d'une maladie vasculaire, soit d'un trouble circulatoire, soit de ces deux conditions réunies. Il est une preuve nouvelle du rôle que peuvent jouer ces facteurs dans la production des angiomes vrais au cours de l'évolution fœtale.

2° Angiomes des reins.

Après l'angiome du foie, celui des reins serait le plus commun (Dupuytren). Rayer[3], Virchow[4] signalent d'ailleurs leur coexistence commune.

On les rencontre surtout dans la substance corticale. Cependant, Lobstein[5] en aurait trouvé un sur la muqueuse du bassinet.

1. *Jahrbuch f. Kinderheilk*, 1882, p. 348.
2. Soc. imp. roy. des méd. de Vienne, in *Sem. méd.*, 1891, p. 480.
3. *Traité des mal. des reins*, Paris, 1841, III, p. 612.
4. *L. c.*, p. 92.
5. Cité par Virchow, *ibid.*

Ils se recommandent par des caractères anatomiques semblables à ceux du foie et leur séméiologie est non moins obscure.

3° Angiomes de la rate.

Sur 271 autopsies, Virchow en a rencontré 2 cas. Ils offraient, ainsi qu'un autre, observé par le même auteur, une disposition étoilée du stroma fibreux ; la coupe de la tumeur rappelait ainsi celle d'une orange.

Pilliet[1] a trouvé chez le chien un angiome de la rate accompagné de kystes. Il y aurait là peut-être une explication pathogénique pour les kystes séro-sanguins de la rate, étudiés par le professeur Terrier[2].

4° Angiomes du tube digestif.

Chez un malade de Gascoyen[3], porteur d'un angiome parotidien, l'autopsie révéla l'existence d'une série de lésions analogues sur la muqueuse intestinale et dans le foie. La tumeur parotidienne était congénitale ; mais l'âge du malade (quarante-quatre ans) ne permet pas de se prononcer sur la nature et l'origine de ses lésions viscérales.

Barker[4] a observé un malade atteint de mélæna depuis longtemps : l'examen de l'anus et du rectum, à l'aide du spéculum, montra plusieurs petites tu-

---

1. *Société de Biologie*, 1892.
2. Soc. de chir., 2 nov. 1892.
3. *Transact. of the pathol. Soc. of London*, 1860, XI, p. 267.
4. *Brit. med. Journal*, avril 1883, p. 717.

meurs ulcérées et saignantes. En dépit des traitements les plus variés, le malade finit par succomber. L'autopsie et l'examen microscopique démontrèrent qu'il s'agissait de petites tumeurs angiomateuses.

On donne encore comme exemple une pièce du musée de Guy's Hospital : à la surface de la muqueuse jéjunale existent plusieurs petites tumeurs vasculaires [1].

C'est à ces quelques faits, de nature peut-être disparate, que se bornent nos connaissances sur l'angiome du tube digestif.

Les angiomes péritonéaux ne paraissent guère plus communs. Citons au passage le cas de Lane [2], qui fut traité chirurgicalement. Chez une enfant de sept ans existait dans le flanc droit une tumeur congénitale, fluctuante et fixe. Par une laparotomie on tomba sur un nævus à gros kystes, pleins de sang liquide et adhérents au péritoine. Ils furent enlevés ainsi que plusieurs autres tumeurs plus petites de la même région. Malgré le collapsus consécutif l'enfant guérit.

5° Angiomes des organes génito-urinaires internes.

Chez une pensionnaire de la Salpêtrière, atteinte d'hématurie depuis plus de dix ans, P. Broca a trouvé, « dans le bas-fond, une petite tumeur rouge parfaitement circonscrite, nettement pédiculée, grosse comme une noisette, limitée à la membrane mu-

1. D'après Virchow, *l. c.*, p. 94.
2. *Clinical Soc. of London*, in *Mercredi médical*, 1892, p. 519.

queuse et exclusivement composée par un lacis de vaisseaux capillaires dilatés[1] ». On cite encore deux autres cas : ceux de Gross (de Philadelphie) et de Langhaus. Mais l'absence de contrôle anatomique ou histologique précis ne permet pas d'accepter ces derniers sans réserve. Le fait d'Albarran[2] est presque en tout semblable à celui de P. Broca.

Lebert[3], dans son *Traité d'anatomie pathologique*, cite un cas d'angiome de l'utérus. Virchow[4] en rapporte deux autres, un personnel et un second dû à Klob. Le professeur Cornil aurait rencontré de petites tumeurs caverneuses à la surface de la muqueuse utérine : il existait en même temps de la métrite[5]. Plus récemment, mais sans grands détails, Boldt[6] dit avoir pratiqué l'hystérectomie pour un angiome caverneux. Mais dans la plupart de ces faits eux-mêmes et dans ceux qu'on cite encore, il ne s'agit probablement que de simples tumeurs vascularisées. En attendant des faits plus nombreux, il est juste de conclure, avec Virchow, que la plupart des exemples donnés sont étrangers à l'angiome; le cas de Lebert est même considéré par lui comme un simple polype vasculaire. Nous avons eu d'ailleurs l'occasion de formuler pareille réserve au sujet de presque toutes les tumeurs des muqueuses. Rappelons à ce sujet que M. Quénu[7] a cureté une mu-

1. *Traité des tumeurs*, II, p. 211.
2. *Les Tumeurs de la vessie*, Paris, 1892, p. 117.
3. I, p. 215.
4. *L. c.*, p. 94.
5. *Bull. Soc. anat.*, 1892.
6. *American J. of obstetrics*, déc. 1893.
7. Soc. de chirurgie, 1893.

queuse utérine devenue caverneuse sous l'influence d'une métrite ancienne.

Dixon Jones[1] aurait observé un angiome de l'ovaire.

6º Angiomes des organes respiratoires, etc.

L'angiome du *larynx* existerait, mais serait d'une extrême rareté. Glascow[2], y compris un cas personnel, n'a pu en réunir que 7 (Fauvel[3], 2 ; Heinze[4], 1 ; Elsberg[5], 1 ; Percy Kidd[6], 1 ; Mackenzie[7], 1). Un second cas de Mackenzie[8] est noté avec trop peu de détails pour qu'on puisse le joindre aux précédents. Un huitième est dû à M. Moure[9] (de Bordeaux).

D'après Glascow, leur siège habituel paraît être la commissure antérieure du larynx. Ils sont souvent pédiculés et, quand ils occupent le ventricule de Morgagni, l'émission des sons les en chasse pour les placer entre les cordes vocales.

Leur volume ne dépasse pas celui d'un gros pois.

L'examen laryngoscopique sera naturellement nécessaire au diagnostic ; mais, la plupart du temps, on devra se contenter de reconnaître la cause mécanique des troubles phonétiques qui accompagnent ces tumeurs.

1. *New York med. Journal*. 28 sept. 89.
2. *Americ. Journal of the med. sc.*, XCVII, 1889, II, p. 360.
3. *Maladies du larynx*, p. 543 et 606.
4. *Arch. of laryng.*, juin 1880.
5. *Arch. of medicine*, février 1884.
6. *Brit. med. Journal*, mars 1888.
7. *Diseases of the throat and nose*, p. 307.
8. *Essays on Growths*, p. 88.
9. Soc. franc. d'otologie et de laryngol., mai 1893.

Elles n'ont été observées jusqu'ici que chez des adultes. Leur nature congénitale est donc douteuse. Plusieurs même n'étaient peut-être que des polypes ou papillomes vasculaires.

Jusqu'ici, le pronostic n'a offert aucune gravité.

Nous ne connaissons aucun exemple probant d'angiomes *pulmonaires*. Schuh[1] a bien parlé du fungus hématode de cet organe, mais sans donner aucun fait positif à l'appui. Chez un malade de J. Israël, atteint en même temps d'angiome et de paralysie faciale, d'une hémiatrophie cranienne et d'un état névropathique, on aurait constaté l'existence d'une tumeur caverneuse du poumon[2].

Chez un sujet porteur de tumeurs vasculaires multiples, Rokitansky[3] en aurait trouvé sur la plèvre costale, le péritoine, dans le tissu graisseux de la base du cœur et dans le muscle psoas.

7° Angiomes intra-craniens.

Nous avons pu en réunir 6 cas (Lebert[4], Arcy Power[5], Reeve[6], Péan[7], Pollosson[8] et Poirier[9]). Ces tumeurs peuvent n'être qu'une trouvaille d'autopsie : témoin le cas de Lebert concernant une femme de quatre-vingt-six ans. Le reste du temps

1. *Pathologie der Pseudoplasmen.* p. 179.
2. Soc. de méd. berl., 26 juin 1895, in *Sem. méd.*, p. 290.
3. Cité par Virchow, *l. c.*, p. 99.
4. *Traité d'anat. path.*, I, p. 213.
5. *Trans. of the pathol. Soc. of London*, 7 février 1888.
6. *Amer. Journ. of med sc.*, sept. 1890, p. 219.
7. *Bull. Ac. de méd.*, 16 juin 1891, I, p. 881.
8. *Congrès fr. de chirurgie*, 22 avril matin, 1892.
9. Poirier, *Congrès de chirurgie français*, 1822, p. 664.

leur présence peut s'accuser par les symptômes cérébraux communs à toutes les tumeurs intra-craniennes. L'observation d'Arcy Power montre qu'ils peuvent jouir d'une longue période de latence, quitte à se rompre brusquement et donner naissance aux symptômes habituels de l'hémorragie cérébrale.

Dans les faits d'Arcy Power et Péan, la tumeur était constituée par les veinules de la pie-mère; c'étaient donc beaucoup plus des tumeurs variqueuses que de véritables angiomes. Lebert et Reeve ont trouvé la substance cérébrale elle-même envahie par la tumeur.

Il va sans dire que le diagnostic n'a jamais été porté durant la vie, et dans les trois interventions chirurgicales heureuses, auxquelles ils ont donné lieu (Reeve, Péan), l'opérateur avait été simplement guidé par la séméiologie générale des tumeurs intra-craniennes.

CHAPITRE XVI

TRAITEMENT

Déjà, du temps de P. Broca, par une phrase
consacrée, on répétait que la richesse, dont faisait
montre la thérapeutique à l'égard des angiomes,
n'était qu'un leurre. Le savant auteur du *Traité des
tumeurs* s'élève contre cette idée courante et, de
nos jours surtout, il n'est plus permis de l'expri-
mer. Les procédés innombrables, que nous allons
passer en revue, avaient une première raison d'être
dans le caractère protéiforme de l'angiome, qui a
nécessité des méthodes en rapport avec ses nombreuses variétés cliniques. Ils en avaient une se-

conde dans la crainte de l'instrument tranchant et de l'hémorragie, si répandue jusqu'à ces vingt dernières années. Cette double crainte a disparu avec les méthodes actuelles de la chirurgie générale. Par suite, toutes les appréciations sur la valeur thérapeutique des moyens opératoires et leurs indications, ont été bouleversées. Il ne faut pas cependant faire table rase du passé ; car il reste encore l'extrême variabilité du type angiomateux, qui nous fera rechercher encore bien des vieux procédés.

Nous allons d'abord passer en revue tous les procédés thérapeutiques employés ; puis, nous envisagerons chacune des différentes formes d'angiome, en nous demandant quel est le meilleur mode de traitement à leur opposer.

Suivant la division claire et partout suivie de Broca, on peut diviser les méthodes de traitement en trois grands groupes : *méthodes atrophiantes, perturbatrices* et *destructives*.

Avant de les étudier, nous rappellerons que Pauli (de Landau) avait tenté de dissimuler les taches vineuses de la face par le tatouage. Ce procédé, qui rend certains services en thérapeutique oculaire, est ici complètement insuffisant. Les particules de céruse, qu'on s'efforce de faire pénétrer dans le derme, n'arrivent jamais à présenter une confluence telle que l'angiome en soit masqué. Y arriveraient-elles, que le malade porterait une difformité nouvelle à la place de l'ancienne. Il faudrait en effet tout l'art du peintre pour composer des nuances en rapport avec le teint du sujet ; sans compter que le tatouage, si réussi qu'il fût, ne pourrait subir les incessantes variations de couleur de la peau environnante.

I. Méthodes atrophiantes. — Elles ont pour but d'amener la résolution, l'atrophie de la tumeur, en agissant soit directement soit indirectement sur elle.

1° PROCÉDÉS DIRECTS. — *a. Compression.* — Boyer[1] nous a légué l'exemple d'une mère bien patiente ; son enfant était né avec un nævus vasculaire de la lèvre supérieure ; elle en obtint la guérison en comprimant la tumeur avec le pouce, sept heures par jour, pendant plusieurs semaines ! La compression, à l'aide de bandages, aurait donné des succès à Pelletan, Abernethy, Dupuytren, Dieffenbach[2]. Brainard, de Chicago, a eu l'idée de badigeonner les nævi avec du collodion ; il obtenait ainsi une compression très douce et très uniforme, et sa méthode compte aussi quelques succès[3]. Schrumpl[4] se contente du sparadrap. Mais en général la compression est insupportable ou insuffisante et, pour expliquer ses rares succès, il est bien permis de rappeler la tendance de beaucoup d'angiomes à la guérison spontanée.

b. Les succès d'Abernethy[5] par la *réfrigération* ont probablement la même raison. En tout cas c'est un procédé incommode et nous avons surtout beaucoup mieux.

<hr>

1. *OEuvres chirurgicales,* Paris, 1845. 3e édit., t. II. p. 474.
2. Cités par FOLLIN, *l. c.,* p. 223.
3. In *Bull. de Thérap.,* XXXVIII, 1850, p. 426.
4. *Gaz. méd. de Strasbourg.* 1881, n° 5.
5. *Surg. obs.,* part. II, p. 239-241.

c. Les *astringents*. — Comme le fait remarquer M. Quénu, ils agissent, sans doute, beaucoup plus par l'irritation qu'ils créent que par la vaso-constriction. Jos. Sigmund[1] employait l'acétate de plomb, Bulteel[2] (de Plymouth), la teinture d'iode. Le perchlorure de fer aurait fourni un succès remarquable à Leclerc[3].

2° *Procédés indirects.* — Ils sont représentés par la péritomie et la ligature des troncs nourriciers de la tumeur.

La première aurait été imaginée par Physik, d'après Lawrence[4], qui en fut le vulgarisateur. Ce dernier réussit, en effet, à obtenir la guérison d'une tumeur érectile digitale par une incision circonférentielle, qui respecta seulement les tendons et les gaines. Follin, analysant le bilan de cette méthode, nous cite les résultats suivants : une mort par hémorragie (Pelletan), cinq insuccès, ou amputations, commandées par les hémorragies ou la gangrène (Bell, Astley Cooper, Roux, Brodie, Jobert de Lamballe). Il est inutile d'insister plus longtemps sur cette méthode.

Un procédé moins dangereux, mais d'une utilité fort contestable, est celui des scarifications linéaires. Balmano Squire[5] l'a quelque peu modifié ; il ponctionne avec une sorte de couteau lancéolaire les points qui semblent requérir l'intervention la plus

1. *Oesterreiche Med. Woch.*, Wien, 1842, n° 19.
2. *London med. Gaz.*, 1849, IX, p. 319.
3. *Bull. Soc. chir.*, VI, 10 oct. 1855, p. 204.
4. *London med. Gaz.*, 1836, XVIII, p. 173.
5. *Annales de dermatol.*, 1875-1876, p. 368.

active : ces ponctions ont une action beaucoup plus
profonde que les scarifications et expliqueraient peut-
être les succès de l'auteur. Il suffit d'un pansement
légèrement compressif pour éviter les hémorragies.

La ligature des vaisseaux mérite un peu plus d'attention. Elle a été essayée sur les troncs alimentant
directement la tumeur ou sur les grosses artères de
la tête ou des membres.

Le premier procédé est en effet assez tentant. A
première vue on pourrait espérer interrompre la
circulation de ces angiomes de la tête, dont le réseau
artériel se dessine, quelquefois avec tant de netteté,
grâce à son hypertrophie. A. Cooper, Brodie, Roux,
Dupuytren l'ont cependant tenté plusieurs fois et
cela sans succès. Si ces exemples lointains n'entraî-
naient déjà la conviction, il suffirait de rappeler les
observations récentes de Læderich [1], de Lucas-Cham-
pionnière [2].

La raison de ces insuccès est facile à comprendre :
l'isolement de l'angiome est très relatif; à côté des
vaisseaux que l'on voit, il en est bien d'autres, invi-
sibles ou inaccessibles, l'unissant de tous côtés aux
territoires vasculaires voisins.

Ces échecs ont naturellement conduit à une méthode plus radicale : la ligature des gros troncs vasculaires. Cette méthode, beaucoup plus dangereuse
que la précédente, n'a pas donné plus de succès. Il
suffit de consulter les statistiques de J. A. Wyeths ou
de Ziecklewicz pour s'en rendre compte : la première

---

1. *Arch. de méd. et pharm. militaires*, 1885, V, p. 81.
2. Soc. de Chir., 14 mars 1894.

accuse 30 morts, 20 insuccès, 34 améliorations et 16 guérisons pour 100. La seconde, un peu plus favorable, donne respectivement les chiffres de 25, 18, 13 et 44.

Tout récemment Bruns[1] a lié non pas une, mais les deux carotides externes pour un angiome rameux du front ; il échoua également. La ligature de la carotide primitive, tentée ensuite, amena l'affaissement de la tumeur, mais le malade mourut d'embolie cérébrale.

De nos jours on ne revient plus à cette opération que pour parer à une indication vitale : les hémorragies.

Les résultats obtenus ne sont pas plus encourageants : à côté du succès remarquable de Bertin (de Gray)[2], chez un enfant nouveau-né, nous trouvons les échecs de Clément Lucas[3] (carotide), de Lawrie[4] (sous-clavière), d'Israël[5] (fémorale), de A. Poncet (iliaque interne). Sur ces quatre malades, deux sont morts (A. Poncet, Lawrie), un dut être amputé (Israël) ; le quatrième offrit une amélioration légère, mais transitoire.

La ligature des carotides aurait donné plus de succès pour les tumeurs vasculaires de l'orbite. Morton[7] compte 30 opérations de cette nature, avec 22 succès. Mais plusieurs de ces tumeurs étaient

1. Congrès allemand de chir., 4 avril 1891.
2. *Le Concours médical*, sept. 1884, p. 525.
3. *Lancet*, 18 juin 1881.
4. *Ibid.*, 1er janvier 1881, p. 12.
5. *Archiv f. Klin. Chir.*, XXXI, Bd 1, p. 109.
6. Acad. de méd., 26 oct. 1886.
7. *Americ. Journal of the med. Sc.*, avril 1865, p. 318.

peut-être des anévrysmes artério-veineux. En tout
cas, cette proportion élevée de succès nous étonne,
étant donnée la forte léthalité de ces ligatures.

II. Méthode perturbatrice. — 1° *Procédés coagulants*. — Ils consistent à injecter au centre de la
tumeur une substance destinée à coaguler le sang.
Proposée par Monteggia, pour les anévrysmes cirsoïdes, cette méthode a été essayée, pour la première fois, par Lloyd[1], sur les angiomes. Il utilisait
dans ce but une solution étendue d'acide nitrique.
Depuis, presque tous les liquides coagulants ont été
employés : alcool (Delpech), vin (Stanley), acide
citrique (Pétrequin[2]), tannique (Whalton[3]), lactate de
fer (Brainard[4]), perchlorure de fer (Lallemand[5]),
chloral (Bœck[6]), teinture d'iode (Velpeau), eau oxy-
génée (von Mosetig Moorhof[7]), baume du comman-
deur (Quantin[8]), acide phénique (Davies Colley[9]),
tannin et alun (solution de Monsel), tannin et alcool
(Polaillon[10]), etc.

De tous ces procédés, le plus en vogue a été le
perchlorure de fer. On l'a employé sous des formes
et à des titres de concentration assez divers. M. de
Saint-Germain préconise la liqueur de Piazza (eau

1. Cité par Tarral, *Arch. gén. de méd.*, 1834, VI.
2. *Journal de méd. de Lyon*, 1848.
3. *Lancet*, mai 1858, p. 458.
4. *L. c.*, *Arch. gén. de méd.*, 1834, VI, p. 5.
5. *Arch. gén. de méd.*, 1835.
6. Cfr. Mouillard, Th. Paris, 1876, n° 374, et *Sem. méd.*, 1885, p. 98.
7. *Wiener Med. Woch.*, 1889.
8. *Union médicale*, 19 juillet 1881.
9. *Brit. Med. Journ.*, 1877, 30 juin, I, p. 810.
10. *Gaz. méd. de Paris*, 20 sept. 1884, p. 447.

60, perchlorure 25, sel marin 15)[1]. Richet[2] conseillait de ne l'employer qu'à 7° ou 8° avec l'aréomètre Baumé, et même de l'essayer à l'avance avec un peu de sang du malade; de la sorte, on était sûr d'obtenir une coagulation physiologique et d'éviter les eschares. Mais c'est là le moindre de ses défauts. Les caillots qu'il forme n'ont qu'une très faible cohésion; la circulation les entraîne, de là des embolies souvent mortelles. Les exemples n'en sont malheureusement pas rares: Lawrence[3] en cite deux cas, Clément Lucas[4], un; E. Tuengel[5], un; Dumbravenu[6], un; Zicelwicz, six, dont un dû à Sautesson[7]; de Saint-Germain[8], Labbé[9] en ont vu deux autres, etc. Chez un malade de Mauthner les injections furent suivies de cécité double[10]; il s'était produit, sans doute, des embolies rétiniennes; la vue revint heureusement d'un côté. On a bien essayé de parer à ces dangers par la compression périphérique de la tumeur, pendant et après l'opération, durant les quinze premières minutes. Mais que de régions où elle sera impossible ou illusoire! Et il reste ensuite le danger des eschares et des suppurations, même avec les méthodes antiseptiques[11]. De plus, elle laisse à sa suite

1. *In* Th. Didier. Paris, 1887.
2. *Rec. d'opht.*, 1883, n° 1. p. 12.
3. Cité par Deville, *Monit. des Hôpitaux.* 1853, p. 707.
4. *Brit. med. Journal*, 1875. II, p. 43.
5. *Archiv f. Heilk*, 1875, p. 251.
6. Th. Paris, 1870.
7. *Union médicale*, 1869.
8. *In* Th. Didier, Paris. 1887.
9. Cité par Charvel, *Bull. et Mém. Soc. de chir.*, 1883, p. 913.
10. *In Semaine médicale*, 2 juin 1891.
11. Schwartz, Congrès de Chirurgie, 1888.

de gros nodules scléreux, non moins difformes que
la lésion primitive. Cette méthode a certainement
donné des succès, mais ils ont été trop chèrement
payés.

La teinture d'iode, dans un cas de Bertin (de
Gray,) ne fit qu'aggraver l'évolution de la tumeur,
bien loin d'amener sa guérison.

De nos jours, Schwalbe[1] a essayé de faire revivre
les injections alcooliques de Delpech. Il en aurait
pratiqué plus de trois mille, et n'aurait eu que huit
accidents légers, c'est-à-dire, escharification limitée,
et suppuration. A l'aide d'une seringue de Pravaz,
contenant de l'alcool à 40° ou 60° on fait une série
d'injections à une certaine distance des vaisseaux,
pour s'en rapprocher peu à peu ; l'opération se répète,
tous les quatre ou cinq jours. Elle est presque indolente. On observe quelquefois une anesthésie passagère quand l'injection a touché un nerf.

2° *Électrolyse.* — Mais la méthode coagulante par
excellence, celle qui réunit de nos jours tous les
suffrages, c'est l'électrolyse.

L'emploi du courant galvanique est très ancien.
Dès 1825, Bailly, Meyraux, Marlaudière, Fabré-Pala-
prat l'utilisaient pour la cure des épanchements liquides. Pravaz[2] l'appliqua au traitement des anévrysmes externes, Crusel[3] à celui des néoplasmes. Mais
son principal vulgarisateur fut Ciniselli en Italie[4] ; à

1. *Archiv f. path. anat. u. Phys.*, LXXVI, p. 511.
2. *Gaz. méd..* 8 janvier 1830.
3. Comptes rendus de l'Acad des sc., 1849, p. 273.
4. Outre plusieurs mémoires parus en Italie, il en a publié un
en France, dans la *Gaz. médicale*, 1866. XXI. p. 206. et *Bull.
Soc. chir.*, 2e série, I. p. 470.

sa suite, Middeldorpf[1], en Allemagne, A. Nélaton[2], en France, se lancèrent dans la voie nouvelle. Mais ils furent peu suivis; la méthode manquait encore d'une technique précise. Les uns employaient des courants trop forts et produisaient des eschares; d'autres, pour éviter cet écueil, n'obtenaient que des résultats insignifiants. Aussi fut-elle abandonnée, en France, du moins.

Dujardin-Beaumetz[3] l'a réimportée chez nous, d'où elle était partie.

Les expériences physiologiques ou cliniques de Monoyer[4], Gross[5], Onimus[6], Teissier[7], L. Robin[8], Duncan[9], nous valurent une méthode précise et une instrumentation appropriée. Aussi, depuis 1877, les applications pratiques se sont-elles multipliées.

Le courant galvanique agit en décomposant les tissus et les humeurs. Les acides se portent au pôle positif, les bases au pôle négatif. Il en résulte, dans les vaisseaux vivants, la formation d'un caillot dur, résistant, hémostatique (Heins)[10] au niveau du premier; mou, gélatineux, au niveau du second. Le coagulum négatif est quelquefois gazeux, grâce à la présence de bulles d'hydrogène; L. Robin l'a vu se

---

1. *Die Galvanokaustik.*
2. Comptes rendus Acad. des sc., 1864.
3. *Soc. méd. des Hôp.*, 13 juillet 1877.
4. *Mém. de la Soc. méd. de Nancy*, 1877, p. 77.
5. *Ibid.*
6. *Électr. médicale*, Paris, 1878.
7. Th. agrég., 1878.
8. Th. Paris, 1880.
9. *Brit. med. Journal*, 1877, I, p. 619.
10. Heins, Th. Paris, 1892. La plupart des détails relatifs à l'électrolyse sont empruntés à cette excellente thèse.

putréfier. Redard[1] a démontré que les intensités
inférieures à 30 ou 35 milliampères doivent être
seules employées; au delà, le caillot positif cesse
d'être hémostatique ou ne l'est plus qu'imparfaitement.

Ces expériences ont fixé le manuel opératoire de
l'électrolyse. On n'utilise plus que les courants faibles; et le pôle positif seul est introduit dans la
tumeur : c'est la mono-puncture positive.

Le caillot ainsi obtenu adhère aussi bien à l'aiguille qu'aux tissus environnants : de là est né
l'usage de renverser le courant avant de retirer le
pôle positif : l'adhérence du caillot diminue un peu
et on n'est pas exposé à le désagréger. La peau pâlit
sous l'influence du courant : c'est un indice de vaso-
constriction. C'est en même temps une indication de
s'arrêter, si on veut éviter de produire des eschares.
Redard se contente de séances très courtes, 2 à 4 minutes. Elles sont suivies d'une petite réaction locale :
rougeur, gonflement modéré, qui disparaissent en
deux ou trois jours.

L'électrolyse agit en coagulant le sang des vaisseaux et en déterminant une phlogose légère : cette
double action a pour résultat un travail sclérogène,
qui est le but convoité de la plupart des méthodes
indirectes.

Tels sont en résumé les principes de l'électrolyse
et ses effets physiologiques. C'est une méthode inoffensive; nous étudierons plus loin sa valeur curative.

1. *Gaz. méd. de Paris*, 1887, et Congrès de Chirurgie, 1888,
p. 432.

3° *Méthode sclérogène.* — On pourrait grouper sous ce titre, que nous ajoutons à la classification de Broca, la plupart des procédés précédents et même un grand nombre de ceux qui recherchent indirectement la destruction ou l'atrophie de l'angiome. Mais nous voulons indiquer ici seulement la méthode du professeur Lannelongue. Elle n'a été appliquée jusqu'ici qu'une seule fois à la cure des nævi. Dans une note à l'Académie de médecine, M. Deubel[1] relate deux observations où les injections de chlorure de zinc lui ont fourni le succès. Il est permis de penser, en effet, que le tissu fibreux, qui étouffe le germe tuberculeux, pourra bien étouffer les vaisseaux capillaires d'un angiome. Les formes diffuses cependant paraissent devoir résister à ce moyen de traitement. L'un de nous l'a en effet utilisé dans le cas de la petite Jeanne B..., du service du professeur Lannelongue ; à chaque injection, qui ne déterminait qu'une hémorragie légère, il se formait des noyaux d'induration très nets. Malgré six à sept séances, les injections, assez douloureuses, furent abandonnées, vu leur peu d'efficacité. Cette forme d'angiome généralisé était sans doute trop grave, pour être traitée avec succès par les injections de chlorure de zinc, qui eurent d'ailleurs le même sort que plusieurs autres tentatives thérapeutiques appliquées chez cette malade.

4° *Procédés irritants.* — Ils recherchent encore la sclérose interstitielle de l'angiome par l'intermé-

---

1. Ac. de méd., 1er mars 1892, et *Rev. gén. de cliniq. et thérap.*, 1892, p. 150.

diaire d'une inflammation circonscrite. Avec MM. Ricard et Bousquet, on devrait les appeler procédés phlogistiques. Les uns s'attaquent à la surface, les autres au centre même de la tumeur.

Les premiers agissent en général par la production de petites ulcérations superficielles. Les moyens ont varié : le plus connu est l'inoculation vaccinale (Earl, Downing). Hogdson[1] et Velpeau[2] en ont été les vulgarisateurs et il a donné à Marjolin[3] un succès remarquable; il est vrai qu'il ne fallut pas moins de douze piqûres. La Société de chirurgie, en 1874, se montra favorable à cette méthode. Mais nous doutons qu'on retrouve aujourd'hui le même accord. L'inoculation vaccinale expose en effet aux hémorragies, à l'inflammation et à toutes les complications septiques. Aussi, malgré les tentatives de C. Paul[4] et Mensinga[5], elle est aujourd'hui délaissée. De plus, son efficacité est des plus aléatoires.

Les quelques succès de l'inoculation vaccinale firent songer à l'emploi des frictions stibiées (Yung et Cumming[6]), de l'huile de croton (Lafargue[7]), du vésicatoire, seul ou associé à l'emploi du perchlorure de fer par la méthode endermique (Thierry et Broca[8]). Mais ils offrent les mêmes inconvénients et

1. *Traité des mal. des vaisseaux*, trad. de Breschet.
2. *Arch. gén. de Méd.*, 2e série, VI, p. 206.
3. Cité par Bouchut, *l. c.*, p. 955.
4. Soc. de thérapeut., 13 juin 1877, et Ac. de méd., 20 sept. 1881.
5. *Internat. Klin. Rundschau*, n° 18, 1890.
6. *In Gaz. Hôp.*, 1854, p. 539.
7. *Rev. médico-chir.*, 1849, VI, p. 167.
8. *Traité des tumeurs*, II, p. 238.

des résultats aussi incertains que le vaccin. La salivation mercurielle a donné à J. Brown un succès involontaire à l'égard d'un angiome de la langue; ayant administré des pilules mercurielles à sa malade, une stomatite intense se developpa, qui amena la guérison de l'angiome [1]. Faut-il enfin citer Dussausoy et Clerc, de Strasbourg, qui proposaient l'inoculation de la pourriture d'hôpital?

Les caustiques légers, ou ceux dont on essayait de limiter l'action à la surface de la peau, rentrent dans ce groupe. Tels sont la teinture d'iode, qui est aussi un astringent, le collodion au sublimé, déjà employé par Macke[2], proposé de nos jours par Boing[3], dans la proportion de quatre parties de sublimé pour cent de collodion. Wardrop avait déjà observé quelques guérisons après l'application externe du sublimé. Brunton, Grose, Richardson, ont vanté les applications d'éthylate de soude[4]. Mais, de même que le nitrate d'argent (de Graefe) et bien d'autres, tous ces caustiques ont une action trop superficielle pour rendre quelques services. Cependant, Treves[5] a obtenu la guérison d'un nævus hémorragique de la langue par de simples badigeonnages à l'acide chromique.

L'ignipuncture, même très superficielle, a quelquefois une influence heureuse sur ces nævi cutanés

1. *Lancet*, 30 mars 1853.
2. Cité par Follin, *l. c.*, 222.
3. *D. Mediz. Woch.*, 1886, n° 17.
4. Brunton, *Lancet*, 2 nov. 1878, p. 325. — Grose, *Lancet*, 1879, II, p. 220. — Richardson, *ibid.*, I, 29 janvier 1881, p. 168 et 242.
5. *Transact. of the pathol. Soc. of London*, 1888, p. 96.

ou muqueux. Nous avons vu souvent M. Jalaguier, à l'hôpital Trousseau, se contenter de faire à la surface de petites cautérisations superficielles avec une pointe très fine de thermo-cautère; le résultat est excellent, car ils disparaissent ne laissant, pour trace de leur existence, que des cicatrices peu profondes et partant peu visibles.

L'insuccès des procédés de surface, la profondeur de certains angiomes, ont conduit à s'attaquer directement à leur structure. Marshall Hall[1] imagina le broiement sous-cutané; il opérait la discision profonde de l'angiome au moyen d'une aiguille à cataracte. Lallemand[2] fut le fervent apôtre d'une méthode semblable : l'acupuncture; elle consistait à embrocher la tumeur par une série d'aiguilles; elle lui donna, entre autres, un beau succès; mais, d'après Gouly[3], il faut en faire l'honneur à l'extirpation partielle, dont il avait fait précéder l'acupuncture. A. Bérard[4] associait ce procédé aux injections interstitielles de nitrate d'argent. Avec Bush[5], Caron du Villars[6], Warren[7], l'acupuncture, devient l'ignipuncture; avant d'enfoncer les aiguilles, ces auteurs les faisaient rougir. Cette opération était un progrès réel; le professeur Tillaux[8] obtint ainsi la guérison

1. Coates en aurait obtenu d'excellents résultats (*Brit. Med. J.*, II. p. 318, 1883).
2. *Arch. gén. de méd.*, 1835, 2e série, VII, p. 5-26.
3. Th. Paris, 1888, p. 13.
4. Compendium de chirurgie pratique.
5. Cité par FOLLIN.
6. *Bull. de thérap.*, 1837, XII, p. 71.
7. Surg. observ. on tum., London, 1839. p. 48.
8. *Bull. et Mém. Soc. chir.*, 1873.

d'un angiome avec une simple aiguille à tricoter rougie au feu.

L'acupuncture n'est en somme que la transformation du séton banal employé par Mac-Ilwain[1], Laurence[2], Fawdington[3] ; A. Nélaton[4] le combinait à l'action du vaccin en imbibant ses mèches avec la lymphe.

De tous ces procédés, l'ignipuncture seule donne de bons résultats. Le professeur Lannelongue a recours soit à elle, soit à l'électrolyse, toutes les fois que l'extirpation n'est pas possible. On peut la pratiquer avec une instrumentation des plus simples, comme fait le professeur Tillaux. M. P. Berger, afin de porter rapidement et facilement les aiguilles à une température élevée, a recours à l'éolypile. Le thermocautère est l'instrument le plus usuel et celui auquel le professeur Le Dentu a donné la préférence. On pourrait recourir encore au galvano-cautère, si employé en thérapeutique oculaire, et qui permet de réaliser l'ignipuncture type.

Mais le caustique thermique n'est pas à l'abri de tout reproche. Avec certains angiomes on est exposé à des hémorragies assez fortes et aux suppurations. Clément Lucas[5], traitant ainsi une vaste tumeur vasculaire de la moitié de la face, dut s'arrêter devant la répétition des hémorragies.

Dans une autre observation (Hofmokl[6]), l'ignipunc-

1. *Medico chir. Trans.*, 1833, XVIII, p. 189.
2. Cité par FOLLIN, I, p. 226.
3. *Lancet*, 1830.
4. *Bull. gén. de thérap.*, LIII, 1857, p. 143.
5. *Lancet*, 18 juin 1881.
6. *Wiener Med. Presse*, 1881, n° 16.

ture entraîna une suppuration, dont l'abondance et
la durée (six mois) avaient mis en danger les jours
du malade, un enfant de moins d'un an. La plupart
de ces accidents s'observent avec les nævi fortement
vasculaires ou caverneux.

III. Méthode destructive. — C'est la plus anciennement connue. A. Paré[1] la pratiquait déjà au
bistouri, en donnant le conseil d'amputer au delà
des limites du mal, afin d'éviter les hémorragies.
Ce conseil a été répété depuis par Fabrice de Hilden,
J.-L. Petit, John Bell, etc. Mais le procédé tomba,
au cours de ce siècle, dans le même discrédit que
toutes les opérations sanglantes. On eut alors recours au fer rouge (Græfe, Dupuytren), aux caustiques de tous noms et sous toutes leurs formes, en
pâte, en flèche, en solution, en sétons. Ces derniers
procédés ont été les plus répandus, ainsi que la ligature simple ou sous des aiguilles. A. Paré est
encore l'inventeur de cette dernière et ce fut Saviard
qui appliqua, le premier, ce procédé sur une de ses
nièces.

Il en existe de nombreuses variantes : telles sont
celles de Fayolle[2], de Rigal[3], de Cruwell[4], etc. Dans
tous ces procédés, la tumeur est embrochée par des
aiguilles au niveau de sa base; on peut lui constituer ainsi, quand elle en manque, une sorte de pédicule artificiel; les fils sont alors passés soit au-des-

---

1. *OEuvres*, II, p. 680 (édit. Malgaigne).
2. *Gaz. Méd.*, 1849, p. 812.
3. *Bull. et Mém. Soc. Chir.*, III, p. 405.
4. *Allgem. Mediz. Central. Zeitung*, 1873, n° 87, et *Revue de*
HAYEM, 1874, III, p. 778.

sus, soit au-dessous des aiguilles et noués d'une façon plus ou moins ingénieuse. L'opération terminée, la tumeur se trouve étreinte dans une sorte de suture entortillée qui en détermine le sphacèle.

A la ligature, est venu s'ajouter l'écrasement linéaire de Chassaignac et l'anse galvano-caustique. Bœckel[1], Trélat[2], Tillaux[3] ont vanté cette dernière pour les succès qu'ils lui ont dus.

L'anse galvanique déjà plus rapide que la ligature céda le pas, au moins dans quelques cas, au couteau du thermo-cautère. A l'aide de ce dernier, on pouvait d'ailleurs enlever, par dissection, des tumeurs, qu'on n'osait encore toucher avec le bistouri (Fochier[4]).

Mais, caustiques, ligatures, écrasement linéaire n'ont plus maintenant la même supériorité qu'autrefois. Nos prédécesseurs y trouvaient un abri relatif contre l'hémorragie et les complications des plaies; aujourd'hui nous ne voyons plus guère que leurs inconvénients : cicatrices difformes, eschares, et à leur suite inflammations, quelquefois mortelles (Gauthier[5]).

Sous le couvert de l'antisepsie, le bistouri a donc repris de nos jours la place que lui avait donnée A. Paré. L'*angiectomie* peut se pratiquer de deux manières : ou bien la tumeur est enlevée en totalité, en ayant soin, comme le disait si bien A. Paré, de

1. *Gaz. Méd. de Strasbourg*, 1873.
2. Soc. de Chirurgie, 22 nov. 1873.
3. *Ibid.*, 1er juillet 1874.
4. *Lyon Médical*, octobre 1878, p. 479.
5. Th. Paris, 1850.

dépasser les limites du mal; ou bien, une de ses parties seule est attaquée et enlevée. Cette dernière façon d'opérer est l'angiectomie partielle : Warren[1], Lallemand[2], Malgaigne[3] l'avaient déjà pratiquée à l'occasion. Dieffenbach[4] est le premier à s'en être servi systématiquement. Ces tentatives oubliées ont été rappelées par la pratique chirurgicale du professeur Lannelongue[7], qui en a fait une véritable méthode nouvelle.

L'extirpation totale était préférée avant l'emploi de la forcipressure, en raison des hémorragies terribles qu'engendre quelquefois l'ouverture d'un angiome : Wardrop[8] perdit ainsi un de ses malades. On n'a plus guère à redouter maintenant pareil accident.

L'amputation enfin a été et est encore la ressource suprême dans certains cas, qui deviennent heureusement de jour en jour exceptionnels.

Indications opératoires. — Faut-il agir sur tous les angiomes, dans la crainte d'accidents toujours possibles, comme le voulait Warren? Sinon, quels sont ceux qu'il faut opérer? C'est au problème ainsi envisagé que nous chercherons une solution. Birkett, Moreau, Depaule, etc., ont surabondamment démontré que bien des angiomes congénitaux disparaissaient spontanément; d'autres demeurent indéfiniment stationnaires. Mais cette bénignité d'évolution

1. *L. c.*
2. *Arch. gén. de méd.*, 1835, tome VIII.
3. Cité par Follin, p. 223.
4. *Operative Chirurgie*, tome I, cité par Gouly. Th. Paris, 1888, p. 14.
5. Cfr. Gouly, Th. Paris, 1888, n° 272.
6. Cité par Gouly, *l. c.*, p. 13.

est surtout le fait des angiomes simples. Le cavernome tend généralement à s'accroître et à se compli-
quer; il est lui-même l'expression d'un travail pro-
gressif, et, sans parler de ces formes graves, faisant
courir aux malades des dangers réels, il devra toujours solliciter une intervention active.

Pour l'angiome simple, une étude attentive de sa
marche sera d'abord nécessaire. Le nævus s'accroît-
il, oui ou non? toute la question est là. L'observation
et les commémoratifs y répondront, et l'on se hâtera
d'intervenir dans l'affirmative.

Ces interventions précoces, vivement et à bon
droit recommandées par M. de Saint-Germain[1], sont
en tout cas recherchées par les plus compétents,
quand ils deviennent les plus intéressés. Trentham
Butlin[2] raconte qu'un médecin anglais fit plus de
cent milles pour apporter à Londres son propre enfant, et le faire traiter de suite d'un nævus vasculaire
cutané.

L'action du chirurgien pourra être encore sollicitée
par les douleurs, les troubles fonctionnels, les complications diverses, qu'on peut rencontrer même avec
des angiomes simples.

Certaines interventions sont enfin des actes de
complaisance, mais bien souvent légitimés par des
difformités rendant la vie sociale insupportable aux
malades.

Indications d'urgence, de nécessité ou de complaisance, tels sont en résumé les motifs détermi-
nants de la conduite du chirurgien.

1. *Chirurgie orthopédique*, 1883, p. 163.
2. *Encycl. internat. de chir.*, IV, p. 806.

Choix des procédés. — La physionomie pathologique de l'angiome est malheureusement trop variable pour qu'on puisse espérer en venir à bout
par les seules méthodes de choix, les méthodes destructives. Il en est un grand nombre qui ne sont justiciables que de procédés indirects; telles sont ces
immenses plaques ou tumeurs de la face et des membres. Mais parmi les procédés indirects, éliminons
tout de suite une foule de méthodes dangereuses,
inefficaces ou déformantes; les injections interstitielles de perchlorure, de chloral, les astringents,
les méthodes phlogistiques, superficielles, ou profondes, les caustiques, etc. Nous ne retiendrons
guère que la ligature, l'ignipuncture et, d'une façon
générale, l'emploi du caustique thermique, le bistouri et l'électrolyse.

Si nous résumons nos connaissances cliniques,
nous voyons que l'angiome peut se présenter sous
un certain nombre de types : grandes plaques diffuses simples ou caverneuses, lésions circonscrites
pédiculées ou sessiles, qui peuvent elles-mêmes être
simples ou caverneuses. Le traitement variera suivant ces différents cas et suivant encore les régions
où siège la tumeur.

a. Angiomes circonscrits. — A l'égard des angiomes
circonscrits, dont l'opération est devenue nécessaire,
il faut se demander d'abord si leur ablation complète
ou angiectomie est possible. La réponse dépendra
de leur forme, de leurs dimensions, de leur siège,
des complications qu'ils présentent. En effet, un
angiome de la face, du cuir chevelu, du nez, des
lèvres, des doigts, etc., pourra laisser à la suite de

son extirpation des pertes de substance bien difficiles à combler, malgré sa faible étendue.

Supposons d'abord le cas le plus simple : celui d'un nævus cutané peu volumineux, à pédicule grêle. Un simple coup de ciseau suffira souvent. Si le pédicule paraissait contenir quelques vaisseaux importants, on en ferait la section au thermo-cautère. Avec des pédicules plus volumineux, partant plus vasculaires, on pourra être obligé d'enlever au thermo-cautère, et plus simplement au bistouri, leur base d'implantation. Dans le cas d'angiome pédiculé des muqueuses, on peut employer les quelques procédés que nous venons d'indiquer : on les remplacerait souvent avec avantage par l'anse galvanocaustique pour les tumeurs profondément situées (base de la langue, voile du palais, larynx). Si l'on n'a pas trop à redouter l'hémorragie, un simple serre-nœud suffira. Chez les personnes timides et pour les angiomes facilement abordables, la ligature simple ou sous des aiguilles trouvera encore son emploi : les pansements actuels assureront l'élimination aseptique des eschares. Mais cette méthode n'est applicable qu'aux cas les plus simples, et il n'y faudra point songer en présence d'un cavernome, même circonscrit, ou de dilatations vasculaires si faibles qu'elles puissent être. La moindre faute contre l'antisepsie exposerait à des hémorragies secondaires très graves.

Les tumeurs sessiles, plus ou moins volumineuses, ne sont plus justiciables que de trois méthodes : le feu, le fer ou l'électricité. Celles qui occupent certaines régions, avons-nous dit, ne peuvent pas

toujours être enlevées en totalité. Il ne faut pas
cependant prononcer trop tôt le mot : impossible.
Par une dissection légère des bords de la plaie, par
leur glissement, par de petits débridements, on
arrive à combler des pertes de substance assez étendues ; un angiome de la face, ayant 3 à 4 centimètres
de diamètre en tous sens, est facilement extirpé et
ne laisse après lui qu'une cicatrice linéaire (Forgue
et Reclus [1], A. Broca [2]). L'angiectomie sera donc la
méthode de choix, pour les lésions de la face, toutes
les fois que leurs dimensions le permettront.

On lui donnera encore la préférence pour les
tumeurs circonscrites du tronc ou des membres et
en particulier pour les angiomes sous-cutanés
circonscrits de Ch. Monod, angio-lipomes, angio-
fibromes, etc. Ces derniers se prêtent admirable-
ment, en raison de leur forme et de leur nature, à ces
sortes d'opérations : avec eux, on pratique de véritables énucléations. Les angiomes encapsulés de l'orbite ont été souvent enlevés ainsi et l'intégrité de
l'œil respectée (Graefe [3], Wecker [4], Panas [5], Brunschwig [6], Fever [7], Camuset [8], Samelsohn [9], etc.).

Il a suffi dans tous ces cas d'inciser le cul-de-sac
conjonctival, quelquefois de fendre la paupière,

1. *Thérapeuth. chir.*, I, p. 322.
2. *In* Thèse de Mlle PASTERNAK, Paris, 1893, n° 77.
3. *In* VIRCHOW, *l. c.*, p. 52.
4. *Traité*, I, p. 797.
5. Congrès de chirurgie, 1891, p. 63.
6. *Arch. d'opht.*, 1889.
7. Soc. méd. de Buda-Pesth, in *Mercredi méd.*, 12 juillet 1893.
8. *Gaz. opht.*, 1er juin 1882.
9. *Berl. kl. Woch.*, 5 janvier 1880, n° 1, p. 13.

(Fever), et de disséquer attentivement la tumeur. L'œil reprend ensuite peu à peu sa place et très souvent sa fonction.

Les angiomes de la langue, toutes les fois que leur volume n'est pas excessif, pourront être également extirpés au bistouri. Le professeur Terrier [1], Martel [2] ont ainsi agi avec un plein succès.

Au cou, l'extirpation totale au bistouri rencontre parfois de grandes difficultés. Dans le cas de Glück [3], l'opération dura trois heures et il fallut appliquer des ligatures sans nombre ; dans celui d'Israël [4], on dut sacrifier une portion du sympathique cervical. En dépit de ces difficultés, nous donnons ici cependant la préférence à l'angiectomie ; l'électrolyse, le thermo-cautère sont des méthodes fort utiles, mais leur action, un peu aveugle, pourrait nuire aux organes si nombreux et si importants de la région cervicale.

Ces opérations franches sont le triomphe de la forcipressure et des méthodes de morcellement (Péan [5], Billroth [6]). Mais certains angiomes à connexions osseuses viennent parfois mettre l'hémostase aux abois, l'écoulement sanguin provenant des os eux-mêmes. On pourrait, en pareil cas, imiter la conduite d'Hofmokl [7], en enlevant quelques tranches

1. Cité par Lefebvre. Th. Paris, 1893, obs. XXI.
2. Soc. de chir., 1889.
3. *Berl. klin. Woch.*, 28 décembre, 1885, n° 52, p. 863.
4. *Ibid.*, 13 février 1888, n° 7.
5. *Gaz. des Hôpitaux*, 1888, n° 48, p. 443.
6. D'après Hinterstoisser. *Centralbl. f. Chir.*, 1889, n° 3, p. 52.
7. *Wien. med. Presse*, 1880, n° 30.

osseuses jusqu'à ce qu'on ait dépassé la zone des ectasies vasculaires.

En dehors de ces quelques cas particuliers, l'angiectomie est une opération fort simple.

Il suffit de l'exécuter en observant les conseils de MM. Forgues et Reclus. « C'est prudemment, à petits coups, en forcipressant tous les points saignants, que le chirurgien procédera à l'ablation du tissu érectile[1].»

Les pertes de sang pourront, aux membres, être réduites à leur minimum par l'emploi de la bande d'Esmarch ; mais celle-ci offre un léger inconvénient, celui de faire disparaître quelquefois complétement la tumeur. Aussi vaudrait-il mieux se contenter d'élever le membre pendant quelques minutes et de placer ensuite, à sa racine, une simple ligature élastique. A en juger par une observation de Geay[2], la bande d'Esmarch serait insuffisante dans quelques cas : chez un malade, porteur d'une tumeur vasculaire de la partie inférieure de la cuisse, la fémorale, dilatée et épaissie, ne s'était pas affaissée par la constriction du lien élastique, et l'hémorragie énorme qui en résulta dut faire amputer la cuisse. Cet accident opératoire, qui nous surprend un peu, est fait en tout cas pour attirer notre attention sur l'application exacte et soigneuse de la bande d'Esmarch. Au cuir chevelu, on suivra le conseil de Zieclewicz[3] et Quénu[4], pratiqué par Terrier[5], d'en-

<hr>

1. *Thérapeuth., chir.*, I, p. 322.
2. *Lancet*, 1881, I, 1er janvier, p. 12.
3. In *Revue des sc. méd.*, 1876, I, p. 696.
4. *Traité de Chirurgie*, I, p. 497, note 5.
5. *Revue de Chirurgie*, janvier 1890.

tourer la base de la tête avec une bande de caoutchouc.

L'emploi du bistouri est encore indiqué dans ces angiomes où l'élément vasculaire a diminué ou disparu devant une néoplasie fibreuse intense. Le traitement de l'angiome se résume dès lors en une question d'autoplastie.

Dans l'observation de Villard [1], la tumeur n'était presque plus vasculaire, et les avantages de l'électrolyse, en pareille occurrence, auraient été très problématiques. Par contre, il faut abandonner à d'autres méthodes les angiomes, dont on ne prévoit guère les limites et où l'hémostase pourra n'être qu'imparfaite. Fisher [2] a eu ainsi une mort par hémorragie, en essayant d'extirper un angiome diffus et cirsoïde de la langue.

La grande majorité des angiomes circonscrits sont donc opérables et doivent être opérés par le bistouri. Nous réserverons le thermo-cautère et l'électrolyse pour les autres.

L'électrolyse nous semble surtout indiquée dans les formes très caverneuses et très érectiles, à cause des hémorragies qui suivent quelquefois l'emploi du thermo-cautère. Celui-ci serait préféré dans les autres cas, en raison de la facilité de son emploi; à la face, cependant, il faudrait l'abandonner, à cause des cicatrices qu'il laisse après lui. Cette raison n'existe plus pour les cavités muqueuses abordables et où l'emploi de l'électrolyse serait d'ailleurs assez

1. *Arch. prov. de Chir.*, 1892.
2. In *Arch. gén. de Méd.*, 1890, I, p. 367.

incommode. Le professeur Le Dentu[1] a ainsi obtenu, par les ponctions ignées, la guérison d'un angiome de la langue, presque sans déformation de l'organe. Un simple attouchement avec la pointe fine du thermo-cautère ou du galvano-cautère suffit aussi à faire disparaître les nævi punctiformes, d'aspect plus ou moins verruqueux ou framboisé.

Le même traitement sera employé aussi pour l'angiokératome; on compliquerait bien inutilement le problème en recourant à l'électrolyse, comme le conseille M. Piffault[2]. Dans des circonstances plus graves, il s'agissait d'un angiome profond de l'orbite qu'on ne pouvait attaquer au bistouri, Spencer Watson[3] a encore obtenu un succès par des ponctions profondes avec le thermo-cautère. Chez un sujet hémophile, le professeur Verneuil[4] vint à bout, par le même moyen, d'une tumeur érectile des fosses nasales et des hémorragies qu'elle engendrait depuis dix ans.

L'emploi du thermo-cautère est trop commun pour que nous ayons à insister. Rappelons seulement que, pour être hémostatique, il ne doit pas dépasser le rouge sombre. M. Jardel lui reproche de donner des cicatrices douloureuses, des sortes de névrome; mais cet accident doit être bien rare et il n'y en avait pas trace sur une pièce de M. Broca[5].

b. Plaques næviques simples. — Les grandes

1. Cité par Lefebvre, Th. Paris, 1892, obs. XIX.
2. Th. Paris, 1893.
3. *Lancet*, 24 mai 1873, I, p. 738.
4. *Ann. des mal. des or. et du larynx*, 1875, p. 169.
5. Soc. anat., 1893.

plaques diffuses, non caverneuses, ne sont souvent qu'une simple difformité qu'on est appelé à pallier. On ne peut songer au bistouri, en raison de leur étendue, non plus qu'aux caustiques, qui entraîneraient des cicatrices plus disgracieuses que la lésion elle-même. Ces considérations acquièrent surtout de l'importance au visage. On pourrait tenter les scarifications linéaires, l'acupuncture suivant la méthode de Balmano Squire, ou les pointes de feu très fines et très superficielles, comme le fait M. Jalaguier. Cette méthode simple trouvera un large emploi dans les lésions du tronc, du cou ou des membres. On pourra, si l'on veut, recourir d'abord aux compressifs, aux badigeonnages de teinture d'iode et à une foule d'autres procédés inoffensifs, mais à la condition de ne pas perdre à leur emploi un temps précieux. Par contre, nous repoussons les méthodes ulcéreuses, qui ouvrent la porte à des microbes pyogènes dont on ne peut prévoir le degré de virulence

Tout au plus pourrait-on, devant la pusillanimité des parents, imiter la conduite de J. Reboul, qui dut se contenter de vacciner un angiome en voie de dégénérescence cirsoïde. Il eut le bonheur assez rare d'arrêter les progrès de la tumeur. L'inoculation vaccinale n'agit en effet que peu ou pas (Quénu [1]), surtout à l'égard des angiomes quelque peu profonds. Les succès qu'elle donne, on peut les obtenir avec des procédés bien plus innocents, tels que ceux que nous venons d'énumérer (acupuncture, scarifications, ignipuncture, etc.).

1. *L. c.*, p. 492, note 3.

Mais ces derniers échouent aussi, surtout à l'égard des angiomes mixtes (dermo-hypodermiques). Il faut recourir alors à l'électrolyse, dont nous étudierons plus loin la technique.

C'est à l'égard de ces plaques næviques simples que nous recommandons surtout une intervention précoce, non qu'elles soient plus dangereuses en elles-mêmes, mais parce qu'elles prennent avec le temps une fixité désespérante. La sclérose, l'hypertrophie de leurs éléments et, peut-être, des dégénérescences pigmentaires, les rendent réfractaires aux méthodes indirectes, notamment à l'électrolyse. D'autre part, leur étendue considérable empêche le plus souvent de recourir à une opération radicale.

c. Angiomes simples progressifs et angiomes caverneux diffus. — Lorsqu'un angiome simple trahit ses tendances envahissantes par l'extension de ses bords et le soulèvement de sa surface (*n. proeminens*), nous n'avons plus seulement à remplir des indications esthétiques, mais des indications d'urgence. Il en est de même à l'égard des formes caverneuses. Arrêter la marche du mal, le détruire, ensuite, si c'est possible, tel sera donc notre double but.

Dans ces cas, la lésion est généralement étendue et profonde : tous les moyens superficiels sont donc insuffisants ; d'autres, tels que l'acupuncture, les scarifications plus ou moins profondes, sont dangereux et pourraient entraîner des hémorragies graves.

Ce sera le cas de recourir à l'ignipuncture. Ce procédé que Gazel[1] vient encore de prôner est très sim-

---

1. GAZEL. Thèse. Montpellier. 1893.

ple, il n'exige pas toujours l'anesthésie et donne très souvent des succès. Il n'a qu'un inconvénient, c'est de laisser sur les parties découvertes du corps des cicatrices trop visibles. Il sera nécessaire, bien entendu, de la répéter souvent, de surveiller avec soin les eschares pour prévenir les suppurations graves ou étendues. Il ne faut pas oublier non plus que ce mode de traitement amène une vive réaction et les angiomes fortement érectiles répondent par des hémorragies abondantes à l'application du feu. C'est donc un procédé à surveiller de près, à employer avec ménagement, pour éviter d'anémier les patients par des hémorragies trop fréquentes.

A la face, on ne peut guère songer à son emploi. Cependant, le professeur Forgue le préconise encore pour les lèvres[1]. Mais, en dehors de quelques cas exceptionnels, l'électrolyse deviendra ici la méthode de choix. Elle donne de beaux succès pour les tumeurs envahissantes simples ou caverneuses; elle ne laisse pas de cicatrice; on peut donc en tirer le plus grand parti. Elle permet quelquefois des opérations compliquées ou délicates et M. Valude[2] a ainsi obtenu la guérison d'un angiome kystique de l'orbite. Il est cependant des cas où elle est insuffisante, sans que nous puissions dire pour quelle raison. Tel est le cas observé par l'un de nous à l'hôpital Trousseau : la tumeur, située à mi-hauteur du bord antérieur du muscle sterno-mastoïdien, ne subit aucune diminution, malgré une application patiente, répétée et méthodique de l'électrolyse.

1. *In* Thèse Gazel, *loc. cit.*
2. Acad. de médecine, 30 juillet 1895.

Nous allons exposer la technique opératoire de cette méthode. Comme instruments on se servira d'une pile à courant continu et constant, autant que possible. Dans le circuit, on intercale un galvanomètre pour la mensuration des courants : ceux-ci varieront entre 20 et 25 milliampères; on ne dépassera jamais 30 (Redard). Les fils, longs et souples se termineront, l'un, par une plaque en zinc malléable recouverte en chamois, l'autre, par une mèche métallique libre qui servira d'attache aux aiguilles. Celles-ci devront être d'un métal inattaquable en or, ou mieux, en platine; leur diamètre pourra varier d'un tiers de millimètre à un millimètre. Il est inutile de les engaîner dans du verre ou un vernis isolant; en les appliquant convenablement, on ne court aucun danger d'escharifier la peau sur une grande étendue. La plaque de zinc, pôle négatif, sera très large, afin de diminuer la douleur.

Du côté du malade on prendra les précautions habituelles à toute opération chirurgicale : décubitus dorsal, désinfection de la région. L'anesthésie n'est indiquée qu'avec les sujets par trop indociles. On enfonce alors, parallèlement, dans la tumeur, une ou plusieurs aiguilles, suivant son volume; mais il ne faut pas, en général, dépasser le chiffre de six à huit, pour éviter une réaction trop vive. Elles seront placées dans la même zone à une distance minima de trois millimètres; un intervalle moindre expose aux eschares. Elles ne devront jamais se toucher par leurs pointes : en d'autres termes, elles seront parallèles et un peu de coton, placé autour d'elles, assurera leur fixité.

Dans les séances qui suivront, on les appliquera dans la zone voisine de celle sur laquelle on a déjà opéré, et on avancera ainsi de la périphérie vers le centre de la tumeur. Les aiguilles, une fois placées, on les met en rapport avec le conducteur positif. Le pôle négatif est appliqué sur une région voisine, et de préférence sur celles qui sont peu riches en filets nerveux. Le circuit est alors fermé. Chaque séance ne doit pas dépasser cinq minutes ; M. Boudet[1] en fixe la durée à dix ; M. Redard[2] se contente de deux à trois minutes en moyenne. Au bout de ce temps, on diminue progressivement l'intensité du courant, comme on l'avait établi. On peut le renverser pour atténuer l'adhérence des caillots. Les aiguilles sont ensuite retirées avec douceur ; cette extraction se fait très bien à la main. Elle est ordinairement suivie d'un léger écoulement de sang. Un peu d'ouate hydrophile suffit à l'arrêter. Si avant l'expiration du temps fixé on voyait la tumeur pàlir, ce serait une indication pour retirer les aiguilles.

Les suites de cette petite opération sont bien simples : une congestion passagère se déclare, mais disparaît en deux ou trois jours au plus. Une eschare minuscule se forme quelquefois au point d'implantation des aiguilles, et c'est tout. On évitera toute espèce d'accidents en se contentant d'employer des courants de l'intensité que nous avons indiquée.

Pour obtenir un effet utile, point n'est besoin d'en avoir de très forts, puisque Mayor a obtenu des succès avec six et même deux milliampères. Mais avec

1. Congrès de Chirurgie, 1888.
2. *Ibid.*

ces faibles courants le danger de l'hémorragie serait plus grand (Heins)[1].

Cette méthode est presque indolore, non pas autant cependant qu'on le dit (Delore[2]). La douleur apparaît surtout au moment de la fermeture du courant et de sa rupture ; elle existe encore, mais très atténuée, pendant la durée de l'opération. L'électrolyse offre encore un inconvénient, c'est de produire, quand on l'applique à la tête, des lipothymies et même des syncopes. Mais on peut l'éviter : il suffit de n'employer que des courants faibles, de les diminuer avant la fermeture ou la rupture, de limiter leur diffusion en employant, si c'est possible, une plaque négative comme celle de M. Redard : quand la tumeur est circonscrite, on entoure sa base au moyen d'une plaque de zinc percée en son centre. Le renversement du courant prédisposerait aussi aux syncopes ; on peut à la rigueur s'en passer très bien. Afin d'éviter la réapplication des aiguilles, Carrey Combs[3] laisse à demeure dans l'angiome des fils métalliques; on pourrait utiliser cette manière de faire chez les enfants très indociles.

Avant de pratiquer une nouvelle séance on laisse se dissiper l'inflammation légère produite par la première, c'est-à-dire 3 ou 5 jours. On obtient quelquefois des succès très rapides. Dans un cas que l'un de nous a traité à l'hôpital Trousseau, la tumeur siégeait sur le lobule médian de la lèvre su-

1. *L. c.*, p. 50.
2. *Gaz. méd. de Paris*, 1884, p. 482 et Assoc. fr. pour l'avancement des sciences, session de Blois, même année.
3. *Lancet.* 27 août 1881, II, p. 374.

périeure et constituait là une sorte de petite trompe ; elle disparut comme par enchantement après trois séances. Mais il n'en est pas de même avec certains angiomes caverneux ; l'un de nous, dans le service du professeur Robert (Val-de-Grâce), a vu le traitement durer plus d'un an pour un angiome polykystique de la base du cou. Dans le cas de Schwartz[1] il fallut attendre deux ans et demi la guérison.

Avec les nævi plans, les simples taches vineuses, quelle que soit leur étendue, on procède d'une façon un peu différente. Ici l'action coagulante ne s'obtient que difficilement, vu le petit diamètre des vaisseaux. Mieux vaut agir directement sur le tissu conjonctif, déterminer la sclérose et par suite l'étouffement des vaisseaux. C'est ce qu'on réalise en employant des courants forts de 40 à 80 milliampères. Mais il faut se contenter d'une seule aiguille, et d'une séance très courte (cinq à six secondes suffisent) ; on doit s'arrêter dès que la peau environnante aura pâli sur une largeur d'un centimètre (Heins).

Telle est la méthode électrolytique, son application n'est ni bien difficile ni bien compliquée. On ne compte plus les beaux succès qu'elle a donnés. Schwartz[2], Bories[3], Keimer[4] en ont fourni de remarquables exemples. La thèse de Heins apporte au contingent 40 faits nouveaux traités avec succès.

1. Congrès de Chirurgie, 1888.
2. *Ibid.*, 1888.
3. *Ibid.*, p. 595.
4. *Deutsche Mediz. Wochenschr.*, 1887, n° 33, et *Centralblatt f. Chirurgie*, p. 572.

Mais il ne faut pas non plus demander l'impossible
à cette méthode. Si elle arrête les progrès des angiomes, si elle les fait rétrograder, si elle obtient le
minimum de déformations, elle ne ramène pas cependant à l'intégrité absolue. Il est nécessaire, quelquefois, de recourir, son action terminée, à des auto-
plasties (Schwartz, Bories). Mais quand on compare
avec le passé, on a bien le droit de conclure, que
nous possédons maintenant un procédé opératoire
de choix, là où il n'y avait avant que peu à faire et
presque rien à obtenir.

Cette monopuncture positive, que nous venons de
décrire, a été jusqu'ici la plus employée et la plus
goûtée. Dernièrement, M. Bergonié (de Bordeaux)
a vanté les bons effets de l'électrolyse bipolaire : elle
serait bien plus active, bien moins douloureuse et
encore plus inoffensive que l'unipolaire [1].

La forcipressure est venue d'ailleurs, dans des cas
que l'on ne songeait même pas toucher avec le bistouri, autoriser des opérations qui, pour être incom-
plètes, n'en sont pas moins suivies de succès. Nous
voulons parler de l'extirpation partielle du professeur Lannelongue. Elle rendra de grands services
à la face, en ne laissant après elle qu'une cicatrice
imperceptible et en amenant peu à peu la disparition
des parties angiomateuses qu'on n'aurait pu songer
à enlever. Ces sortes de résections des tumeurs
érectiles agissent en produisant une travée scléreuse,
qui trouble ou suspend la circulation ; elles agissent
aussi en enlevant quelquefois la portion centrale,

---

1. Assoc. fr. avanc. des sc., 17 sept. 1892.

principale, autour de laquelle se sont ordonnés tous les désordres existants. En supprimant la cause, « *tollitur effectus* ».

C'est la même loi qui préside aux interventions sur les angiomes devenus cirsoïdes. Comme Terrier, Trélat, Verneuil, Richelot l'ont démontré[1], il suffit d'enlever la tumeur cirsoïde, cause de tous les désordres, pour voir les altérations rameuses disparaître. Ce serait pour le moins inutile que de poursuivre les ectasies vasculaires jusqu'à leurs limites extrêmes.

L'emploi rationnel et surtout précoce des diverses méthodes, actuellement en usage, rendra bien rares deux opérations, dont il nous reste à poser les indications : la ligature des gros vaisseaux et l'amputation.

La ligature des gros troncs vasculaires, pratiquée autrefois dans un but curatif, n'est plus aujourd'hui qu'une opération palliative et d'urgence. Elle est indiquée dans les hémorragies spontanées ou accidentelles, devant les menaces de rupture de gros vaisseaux ou de grosses cavités sanguines. Malgré l'antisepsie, elle conserve un pronostic très sombre ; son exécution n'est pas d'ailleurs toujours commode : Clément Lucas[2], Bruns[3] ont éprouvé de réelles difficultés, en raison de l'ectasie veineuse qui accompagne souvent les angiomes, et rend fort délicate la recherche des artères.

1. Soc. de Chir., 1881 et 1884.
2. *Lancet*, 1881, I, 18 juin.
3. Congrès de la Soc. allemande de Chir., 1891 ; et *Mercredi médical*, 8 avril 1891, n° 14, p. 179.

L'angiome a enfin quelquefois nécessité l'amputation : du pouce et de son métacarpien (Hildebrand)[1], de l'avant-bras (Devilliers)[2], du bras (J. et Ch. Andry)[3], du pied (Verneuil[4], de la jambe (Israël)[5], de la cuisse (Lawrie)[6]. Dans le cas de Nauwerk[7], l'amputation fut la conséquence d'une erreur de diagnostic. Il en est un peu de même dans le cas de Luecke[8] où l'on pratiqua la résection du maxillaire supérieur, pour un angiome ossifiant de l'antre d'Higmore. Deux fois, l'amputation fut commandée beaucoup plus par l'état général que par les lésions locales (Israël, J. et Ch. Audry). Dans plusieurs autres, les opérateurs n'avaient pas encore à leur disposition les ressources perfectionnées de l'arsenal chirurgical contemporain. Il semble en effet que ces opérations radicales ne soient plus guère possibles de nos jours. On devra, en tout cas, tenter d'abord la conservation, et l'on pourra voir ses efforts couronnés de succès, comme dans l'observation de Mac-Leod, qui est un succès à l'actif de l'angiectomie partielle[9].

d. Angiomes viscéraux. — Aux angiomes externes s'arrêtaient les tentatives thérapeutiques et les audaces opératoires jusqu'à ces dernières années.

1. *D. Zeitschr. f. Chir.*, XXX, p. 91.
2. *Bull. Soc. anat.*, 3 mars 1876, p. 215.
3. *Arch. prov. de Chir.*, 1892.
4. *In* LEBERT, *l. c.*, I, p. 207.
5. *Archiv f. Klin. Chir.*, 1877, XXI, 1, p. 109.
6. *Lancet.* 1er janvier 1881, p. 12.
7. *Virchow's Archiv*, CXI, p. 211, et *Centralbl. f. Chir.*, 1887, p. 600.
8. *D. Zeitschrift f. Chir.*, 1890, n° 29, p. 85.
9. *Lancet.* 1er décembre 1888, II, p. 106.

Les progrès de la chirurgie contemporaine en ont permis et légitimé bien d'autres. Lane[1] a extirpé avec succès, par la laparotomie, un angiome kystique du péritoine. Reeve[2], Péan[3] et Poirier[4] ont trépané avec le même bonheur deux sujets porteurs, l'un d'une tumeur vasculaire intra-cérébrale, les autres, d'une lésion analogue des méninges. Boldt[5], en présence d'hémorragies répétées, a pratiqué l'hystérectomie et enlevé ainsi une tumeur caverneuse de l'utérus.

Ces faits ne sont pas nombreux ; mais ils prouvent que l'angiome viscéral peut intéresser directement le chirurgien. La plupart du temps, on pourrait peut-être dire toujours, le diagnostic sera erroné ou vague ; mais on ne négligera plus les indications fournies par la séméiologie du viscère correspondant. L'opération, souvent commencée dans un but explorateur, pourra devenir curative et guérir bien des malades qu'on aurait jadis abandonnés à leur infirmité.

1. *Clin. Soc. of London*, 14 oct. 1892 et *Mercredi médical*, 1892, p. 519.

2. *Americ. Journal of sciences*, sept. 1890, p. 219, in *Rev.* HAYEM, 1891, I, p. 212.

3. Ac. de méd., 16 juin 1891, p. 881.

4. Congrès de chirurgie, 23 avril 1892.

5. In *Mercredi médical*, 11 oct. 1893 : Congrès Pan-Américain.

FIN

TABLE

—

PREMIÈRE PARTIE

CHAPITRE PREMIER

CHAPITRE II

CHAPITRE III

CHAPITRE IV

CHAPITRE V

CHAPITRE VI

CHAPITRE VII

CHAPITRE VIII

CHAPITRE IX

CHAPITRE X

CHAPITRE XI

CHAPITRE XII

CHAPITRE XIII

CHAPITRE XIV

DEUXIÈME PARTIE

CHAPITRE XV

CHAPITRE XVI

Paris. — Typ. Chamerot et Renouard, 19, rue des Saints-Pères. — 32583.

VIN GIRARD
DE LA CROIX DE GENÈVE
Vin Iodo-tannique Phosphaté
SUCCÉDANÉ DE L'HUILE DE FOIE DE MORUE

Le **VIN GIRARD** rigoureusement dosé, contient par verre à madère :

Iode...................... 0 gr. 075 milligrammes.
Tannin .... 0 gr. 50 centigrammes.
Lacto phosphate de chaux. 0 gr. 75 centigrammes.

Le VIN GIRARD, outre les éléments constitutifs de l'huile de foie de morue, renferme les principes de substances toniques et apéritives qui stimulent les fonctions de l'appareil digestif.

Maladies de poitrine, Engorgements ganglionnaires, Cachexies, Déviations, Rhumatismes, Convalescences, Asthmes, Catarrhes, Bronchites, Affections cardiaques, Accidents tertiaires spécifiques et toutes affections ayant pour cause la faiblesse générale et l'anémie

DOSE : Trois verres à madère par jour avant ou après le repas.

Le **SIROP GIRARD** jouit des mêmes propriétés et possède les mêmes éléments

LE FLACON : 4 FRANCS

A. GIRARD, 22, rue de Condé, PARIS

MÉDICATION CHLORHYDRO-PEPSIQUE

ÉLIXIR & PILULES GREZ
CHLORHYDRO-PEPSIQUES

DOSES : 1 *Verre à liqueur, ou 2 ou 3 pilules par repas*

Dans les **DYSPEPSIES, L'ANOREXIE,** les **VOMISSEMENTS DE LA GROSSESSE.** etc

ALBUMINATE DE FER LAPRADE
Liqueur et Pilules LAPRADE

Le plus assimilable des ferrugineux, n'occasionne jamais de troubles gastro-intestinaux. — C'est le fer gynécologique par excellence (Dr Thiébault)

DOSE ; *1 Cuillerée à liqueur ou 2 à 3 pilules à chaque repas.*

PEPTONE PHOSPHATÉE BAYARD

VIN DE BAYARD, le plus puissant reconstituant.

2 à 3 verres à liqueur par jour.

COLLIN & Cie, Pharmaciens, lauréats des hôpitaux, **49,** r. de Maubeuge.

PARIS

TRAITÉ

DE

THÉRAPEUTIQUE APPLIQUÉE

PUBLIÉ SOUS LA DIRECTION

DE

Albert ROBIN

Membre de l'Académie de Médecine.

AVEC LA COLLABORATION DE MM.

ACHARD, ARNOZAN, AUBERT, AUDRY, BALLET, BARIÉ. BARTH, BALZER,
BAUMEL, BÉCLÈRE, BESNIER, BLIN, BOINET, BRAULT,
BRISSAUD, BROUSSE, BUCQUOY, CAPITAN, CATRIN, CHANDELUX,
CHASLIN, CHAUFFARD, COMBY, DALCHÉ, DREYFUS-BRISAC, DUBREUILH,
DUCAMP, DU CASTEL, DUMONTPALLIER, FAISANS, FÉRÉ,
GALLIARD, GABEL, GAUCHER, GILLES DE LA TOURETTE, GOUGUENHEIM,
GRASSET, HALLOPEAU, HAUSHALTER, HIRTZ, HUCHARD, HUET,
HUTINEL, JANET, JOFFROY, JOSIAS, KELSCH, LABORDE,
LANCEREAUX, LANNOIS, LAVERAN, LELOIR, LONDE, LEMOINE,
LERMOYEZ, MAGITOT, MAGNAN, MAIRET, H. MARTIN, MATHIEU,
MERCKLEIN, MOSSÉ, MUSELIER, NETTER, OETTINGER, PITRES, RAUZIER,
RÉMOND, RENAUT, RENDU, RICHARDIÈRE, RITTI, SABDA, SCHMIDT,
SÉRIEUX, SIREDEY, SOLLIER, SPILLMAN, SPRINGER,
STRAUS, TALAMON, TAPRET, TISSIER, TROISIER, WEILL (de Lyon).

L'OUVRAGE SERA PUBLIÉ EN 14 FASCICULES DE 350 PAGES ENVIRON

Consacrés chacun à un des grands chapitres de la pathologie médicale
et sera terminé en AVRIL 1896.

Fascicule I (MALADIES DE LA NUTRITION)

Un volume in-8° raisin............... 6 francs.

Fascicule II (MALADIES DES REINS)

Un volume in-8° raisin............... 6 francs.

Chaque fascicule formant un tout complet avec pagination
spéciale et table des matières se vend séparément.

CORBEIL. — IMPRIMERIE CRÉTÉ DE L'ARBRE

BIBLIOTHÈQUE MÉDICALE CHARCOT-DEBOVE

VOLUMES PARUS DANS LA COLLECTION :